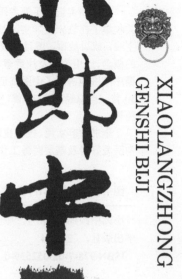

小郎中

袁景贤 著

XIAOLANGZHONG
GENSHI BIJI

跟师笔记①

——中医治法精研

第2版

科学

北京

内 容 简 介

本书如实记述了笔者跟从恩师贾玉山老师学习、临床的经验和心得，共收集了在临床跟师实习时的 18 篇笔记。全书以中医传统的治疗八法为主线，或讲故事，或讨论授课，或临证解疑，深入浅出地讲解了各种治法的概念、应用范围及注意事项等，同时紧密结合中医理论体系，有条不紊、循序渐进地讲解了中医临证的理法方药思路。本书还收录了贾老常用经方50 首、自拟经验方 26 首、单验方 131 首、推荐保健方 1 首，以及单味用药等。

全书内容实用、授艺直观、方药有效，可供初涉临床的中医专业学生、中医爱好者及基层医务工作者学习和参考。

图书在版编目（CIP）数据

小郎中跟师笔记. 1，中医治法精研 / 袁景贤著. —2 版. —北京：科学出版社， 2017.4

ISBN 978-7-03-052539-0

Ⅰ. ①小… Ⅱ. ①袁… Ⅲ. ①中医临床—经验—中国—现代 Ⅳ. ①R249.7

中国版本图书馆 CIP 数据核字（2017）第 079337 号

责任编辑：王灵芳 / 责任校对：何艳萍
责任印制：李 彤 / 封面设计：bp 柏平工作室

科 学 出 版 社 出版

北京东黄城根北街 16 号
邮政编码：100717
http://www.sciencep.com

北京盛通商印快线网络科技有限公司 印刷

科学出版社发行 各地新华书店经销

*

2014年7月第 一 版 人民军医出版社出版
2017年4月第 二 版 开本：720×1000 1/16
2022年6月第五次印刷 印张：9 3/4
字数：187 000

定价：29.80元

（如有印装质量问题，我社负责调换）

前　言

中医学能够闻名中外，源远流长，临床确有一定独特的疗效是其关键，也是其赖以生存和发展的基础。那么，如何提高临床疗效，已成为中医学术发展的关键之一。实践证明，中医基本理论学习是基础，同时还要不断总结名老中医学术经验，才能提高临床疗效。目前，由于中医学术之精华大都掌握在老中医之手，散在于民间亦有之，无论是理论研究或临床实践，均有其独到之处。这些经验都是经过数十年甚至上百年之实践验证，应手取效，十分宝贵。我们应认真地向老中医请教。

笔者于 1975 年拜名老中医贾玉山为师，第一次跟随恩师学习 3 年，第二次是 10 年后，又重回到他身边工作。每当回想起和恩师在一起的情景，尤其对笔者的教诲，崇敬之情难以言表！他在众人的心目中都堪称德高望重，真可谓大医精诚、仁心博爱、理验俱丰、教书育人、杏林誉名。他培养了一批又一批名医。

严谨治学

贾老师在把毕生的精力奉献给医疗、科研事业的同时，还注重中医接班人的培养。始终是爱生如子、传道授业、诲人不倦，且严谨育人。诊病要求四诊合参，务必要细致，写病历要务实，辨证要准确，用药要确切。对每件事情他都要求用求真的态度、务实的精神认真细致地去做，师徒相长，以身作则，影响着每一位学员。

启迪育人

贾老师不仅教学内容丰富，而且教育方法独特。他改变过去用机械顺序灌注式教育的方式，变成了启发式教育。时常以"授人以渔"的理念、以"苦口婆心"的态度育人。如同一种病为什么用不同的药方治疗，同一个方子为什么能治不同的病，使学生由被动学习变主动学习，充分启迪学生的悟性，达到了悟到就会用的目的。

尊古不泥古，继承又创新

贾老师一贯倡导精读四大经典，但又不提倡照葫芦画瓢。由于四大经典是为医的理论基础，没有理论指导就会盲目从事，死搬硬套又会成为教条主义。医圣张仲景的著作里就告诉我们要"谨守病机，随证施治"。我们要继承还要创新，要面临新形势，要解决新问题。目前疾病发展的趋势表现在老年病年轻化、遗传病多元化、富贵病普遍化等。出现多种合病、并病和虚实夹杂病变者居多。临床见证复杂，使许多医者辨证未能举其轻重，施治有失缓急，症因有失权衡。贾老师却能辨证善抓重点，治法尊古而不泥古，常选小方而简便灵验。

勤求古训，博采众长

贾老师常说："扁鹊云：'人之所病，病疾多；而医之所病，病道少'。""千方易得，一效难求。"

他时常引用近代名医岳美中的话："在临床上遇到的疾病多，而所持的方法少，时有穷于应付，不能泛应曲当之感。"又云："仅学伤寒，易涉于粗疏；只学温病，易流于轻淡。粗疏常易于偾事，轻淡每流于敷衍。应当是学古方而能入细，学时方而能务实。入细则能理复杂纷乱之繁，务实则能举沉寒痼疾之重。"

贾老师要求学员在读好课本、学好四大经典的同时，还要多读古今各家学说，"博采众长才能长于众人"。

笔者把跟师侍诊期间的笔记进行分类整理以示人，可能对学习中医者明确方向、坚定信念、少走弯路有些作用。希望能为中医学的继承和发扬做一点微薄的贡献。

由于经验不足，学识有限，不足之处，恳切希望同道多提宝贵意见。

编　者
2017 年 3 月

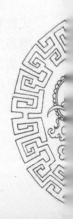

Contents

目 录

小 郎 中 跟 师 笔 记

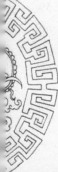

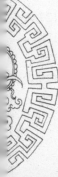

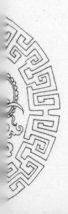

写在前面　医之非精不明理
　　　　　　　　为道非博不致约

　　本书主要讲述了贾玉山老师以"授人以渔"的理念、诲人不倦的态度，教授我们学习中医临证八法的内容。只要大法在手，临证何忧？他希望每位学员都能很好地继承和发扬中医学的精髓，为人类的健康事业做出新贡献！

　　这本书收集了笔者在临床跟师实习时的18篇笔记内容，系统概括了传统的治疗八法，每两篇为一法，仅补法稍多些（笔记十三至笔记十六）。

　　本书第一个特点：用通俗的语言，以讲故事的形式，结合临床体会，深入浅出地讲解了**各种治法的概念、应用范围以及注意事项；**结合中医教学大纲，有条不紊、循序渐进地理顺了中医思路。学员一听就懂，一学就会，尽快地做到学以致用。各篇笔记的具体内容如下。

　　笔记一：桂枝（汤），何谓是魁方？老师说："**此方为仲景群方之冠，乃滋阴和阳、解肌发汗、调和营卫之第一方也。**"又说："凡桂枝汤适应证多为素体气虚、阳虚，营卫不和之人。"《伤寒论》113方，有桂枝的共计41方。因此，它是临床上加减变化最多、适用范围最广的一首经方。其次，笔者介绍了"小马过河"的经历，谈了初用桂枝汤的体会。此外，还介绍了霜桑叶退热的作用及临证感悟。最后结合病例来介绍贾老用**桂枝汤的加减方——桂枝代粥汤和桂枝新加汤的应用经验。**

　　笔记二：首先记述了气虚外感并内伤的证治经验。其次，通过5年左右的时间，观察一位病人自我健康管理的全过程。该病人虽然反复患病，但幸亏处理及时，最终得到较好的结果。再其次，用病例说明外感辨证要因时、因地、因人而异。最后，**明确解释了何谓表证，其中三大症状是关键，**即机体表现为一组典型的**"恶寒发热、头痛鼻塞、脉浮"**等症状，然后做了具体分析。

　　笔记三：首先，通过3个病案（过量酗酒、精神失常、肝硬化）讲述了**笔者运用吐法的经验。**其次，介绍贾老在仲景理论指导下运用吐法的六大适应证和《儒门事亲》记载的八项禁忌证。最后，讲述了**应用吐法的注意事项。**

　　笔记四：贾老结合历代有关吐法的文献，以《伤寒论》和《儒门事亲》为依据，总结了**吐法的适应证和用药原则。**最后介绍了贾老应用吐法的七则验案（休克、脑炎、失语、昏迷、狂癫、癫、痰饮），针对鲁医莽治鲁女精神分裂症的病例，对其误治进行了分析，并反复强调吐法的适应证、禁忌证以及临证应用四部曲。

笔记五：介绍了四则异病同治的病例，并具体介绍了**下法的概念、泻下方药，下法的病因、病机、应用范围和四大禁忌证**。同时分析了大承气汤的脉证和作用机制以及贾老应用大承气汤的临床经验。

笔记六：通过病例说明**四种下法"寒、温、润、逐水"的临床运用和经验**。最后介绍了**从五脏辨治便秘的临床经验**。

笔记七：首先介绍了和法的概念及四大类型。接着从小柴胡汤的作用机制以及临床病例谈了对**小柴胡汤的认识和运用经验**，深入阐释了贾老运用经方的严密性和独到之处。

笔记八：以故事开始，介绍了**逍遥散的渊源、发展和三大功能，以及逍遥散的组成结构和作用机制**。最后，贾老以病例形式谈了临床加减应用的 5 个经验方，临证其效如桴鼓。

笔记九：首先讲述了用温法四逆汤治疗冻伤的实例，进一步介绍了因寒致泻、因寒胃痛用理中汤治疗的病例。之后是讲**温法的渊源和适应范围**，其中用病例的形式详细介绍了温中散寒法，具体分析了理中汤的组成、功效及临床加减和应用技巧。

笔记十：贾老先谈了"四肢厥逆"和"回阳救逆"的机制。接着分析了**四逆汤的作用机制和临床应用**。第三方面综合病例谈了以四逆加人参汤的具体运用。然后介绍了白通汤、白通加猪胆汁汤的经验。最后介绍了他"学古尊古不泥古"的体会。

笔记十一：先从对清法的三点认识谈起，次谈了其应用范围和适应证。接着以白虎汤为例，介绍了**白虎汤的渊源、白虎汤的故事**，介绍了石膏在该方中的重要作用。接着讲了**白虎汤的组成、功效和适应范围**。之后结合病例介绍了**白虎汤在临床中治疗反复发热、高热、春瘟和糖尿病的经验**。此外，还介绍了用白虎加人参汤治疗糖尿病重用石膏的体会。

笔记十二：先是结合病例介绍热邪由气分转入营分的证治经验。接着分析了**清营汤的组成、功效、适应范围和临证加减用药的技巧**。

笔记十三：介绍补法的临床应用，"形不足者补之以气""精不足者补之以味"。首当补益的是气血，还有八点需要注意的方面。但要适补则补，不能盲补，还要改变以补为善的旧观念。最后讲了**补气法，以四君子汤为例讲述了临床具体运用的经验**。

笔记十四：介绍了四物汤的渊源以及后世对四物汤的评价。四物汤是补血养血调经的一个基础方，后世医家称之为"妇科第一方"。**分析了四物汤的组成、功效、治疗范围及在补血法中的重要作用和具体运用**。结合清代名医傅青主的临床实例，说明四物汤在治疗妇女病方面的重要性及临床经验。

笔记十五：以故事"师徒研医"的形式引入六味地黄丸的功效，以《醉花窗医案》里的案例深入地说明六味地黄丸的作用，接着介绍六味地黄丸的发明人用药的故事，使读者加深了对该方的认识。并依次讲述了**六味地黄丸的组成、临证加减变化经验，以及该中成药的保健作用和使用范围。**

笔记十六：回顾了"壮火"和"少火"的理论，讲述了"益火之源，以消阴翳"的方法，以**金匮肾气丸**为例分析了方药组成及临床三大功效，以及临证加减变化相关方剂的区别。接着用病例来说明金匮肾气丸临证应用安全、效果好。最后介绍临证加减的经验方案，同时又给初学者敲下了警钟——用药的八点注意事项。

笔记十七：重温了"脾为后天之本，气血生化之源"。之后讲述了"饮食自倍，脾胃乃伤"的三大不良习惯给人体健康造成的不良后果，以及笔者对饮食不节的病例用保和丸处理的经验。进一步分析了**保和丸的组成结构和作用机制**。最后介绍了笔者运用保和丸的五大经验。

笔记十八：重点讲述了**保后天治病求本**的三方面内容。一是学仲景保后天，调脾胃的五种办法；二是历代名医对后天的认识和调脾胃的妙法；三是贾老以五大症状论治和调理脾胃的经验。最后以"杏仁酒治胃胀"的故事结尾，给读者留下深思杏林的悬念。

本书第二个特点：正是由于贾老较高的学术造诣，丰富的临床经验，所以他辨证才能深思明鉴，用药才能广取巧配，疗效独特而自成一家。具体有以下几个方面。

1. 本书主要介绍他常用的经方 50 首，自拟经验方 26 首（如愈肝汤等），每篇后以方药引出单验方 131 首，推荐保健方 1 首（六味地黄丸），研究单味用药 5 个，均为临床有效方药。

如汗法中谈到：桂枝汤，麻黄汤，加味桂枝代粥汤，桂枝加芍药生姜人参新加汤，参苏饮，越婢汤，麻杏石甘汤。

消积止痞法中有：食盐催吐，瓜蒂散，涤痰汤，白金丸。

通下法里有：大承气汤，大黄附子汤，麻仁丸，子龙丸，小温中丸，大半夏汤，甘露饮，半硫丸，济川煎。

调和法中有：小柴胡汤，逍遥散，加味逍遥散，逍遥散加减治疗头痛、冠心病。

温热法中有：当归四逆汤，理中汤，四逆汤，四逆加人参汤，白通汤，白通加猪胆汁汤，通脉四逆汤。

清热法中用：白虎汤，白虎加人参汤，清营汤。

补益法用：四君子汤，四物汤，六味地黄丸，杞菊地黄丸，知柏地黄丸，金匮肾气丸，桂附地黄丸，寄生肾气丸。

消食健脾法：保和丸，黄芪建中汤，补中益气汤，健脾丸。

其他方面：半夏泻心汤，乌梅丸，归脾汤加减，愈肝汤(自拟经验方) 。

单味药：紫菀、杏仁、瓜蒌皮、白术、石膏。

2. 名老中医贾玉山老师，从事中医临床、科研、教学逾半个多世纪，积累了丰富的临床经验。以"愈肝汤"为例，在此作一简单的介绍。

组成：当归 10g，赤芍 10g，丹参 20g，桃仁 6g，制鳖甲 15g（先煎），山甲珠 15g（先煎），牡蛎 20g（先煎），广郁金 10g，茵陈 10g（后下），京三棱 15g，莪术 15g，半枝莲 20g，八月扎 20g（后下），车前子 10g（包煎），二丑 10g（捣）。

用法：每日 1 剂，1 日 2 次，水煎服，10 天为 1 个疗程。视病情加减应用 1～3 个疗程。

功效：疏肝解郁，祛瘀化湿。

主治：急、慢性肝炎，肝硬化。见腹痛、腹胀、纳呆、疲倦、嗳气，伴有失眠、健忘、腹泻、易激动，大便时溏时结，恶心呕吐，舌质淡，苔薄白，脉弦。

加减：若失眠、健忘，加首乌藤 15g，酸枣仁 20g，珍珠母 25g；便秘，加火麻仁 15g；腹泻，加附子、诃子、苍术各 10g；恶心呕吐，加姜汁、竹茹各 20g，旋覆花（包）、藿香各 10g；纳差，加焦三仙各 10g；腹痛甚，加延胡索 10g；脾胃虚弱，加党参、炒山药、炒白术各 15g；脾湿困中，加炒白扁豆、薏苡仁各 20g。

本方临床治疗肝系疾病取得一定效果。从 1981 年 3 月－1983 年 3 月，据不完全统计，治疗肝系疾病 62 例，其中甲肝 21 例，慢性肝炎 26 例，乙肝 5 例，肝硬化 7 例，肝癌 3 例，除肝癌近期有效外，均有较满意的疗效。

本书第三个特点：每一章节都能全面阐述治法要点，并对具有代表性的问题详细分析。比如：中医的"汗法"，总体是讲如何治疗"表证"，进一步说又分两个方面，即根据表寒和表热的证候，用辛温解表和辛凉解表法来治疗。具体分析了表寒的病因、病机、治则、治法和方药的组成、适应证、注意事项等。余章均仿此，既全面又具体。体现了贾老经常给学员讲的古人训"人之所病，病疾多；医之所病，病道少"和"医之为道，非精不能明其理，非博不能致其约"的医理。

总之，本笔记对于中医临床医生和中医爱好者来说是一本既全面又具体的学习手册。

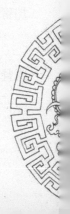

笔记一 群方之魁桂枝汤 临证应用效彰彰

桂枝汤，何谓是魁方

在校虽然学了一些理论，但都还是感性知识。临床中孰轻孰重，难以权衡。我实习时是 1975 年秋，季节交替，气候变迁，伤风受寒，感冒者甚多。于是我内心就想先学会治感冒。当时我跟了一位医理精深，经验丰富，德高望重，仁心博爱，忠诚于医疗事业的名老中医——贾玉山学习。

实习生还有于恒信、马雪芳，我们三人经常一起讨论遇到的案例，但总觉得证审不准，用方不稳，心里总有些含糊，所以要求老师再把桂枝汤讲一讲。贾老师也同意，说晚上就讲。

贾老师讲：关于桂枝汤，清代名医罗美在他的《古今名医方论》中引柯韵伯论曰："此方为仲景群方之冠，乃滋阴和阳、解肌发汗、调和营卫之第一方也……要知此方专治表虚，能解肌以发营中之汗，开皮毛之窍，以出卫分之邪……粗工妄谓桂枝汤专治中风，不治伤寒，使人疑而不用。不知此汤以治自汗、盗汗、虚疟、虚痢，随手而愈……"

老师又讲："我在临床中的体会：凡桂枝汤适应证多为素体气虚阳虚营卫不和之人。古人云：'桂枝下咽，阳盛则毙'。则知凡阳亢之人不可用桂枝汤也。桂枝汤证患者舌质必淡，舌苔薄白而润，脉象要缓。如脉弦滑有力，舌红苔黄者绝不可用。方中桂枝发汗解肌，芍药活血敛汗，二药配合起来，有解肌和荣卫的作用。但二药力量还不够充足，故加生姜以助桂枝散邪之力，加大枣、甘草益胃气以补正，更服热粥以助之，覆被以温之，使患者得微汗，邪祛而正不伤，为治中风表虚有汗，调和荣卫之主方也。临床上需详加辨证，做到有是证，用是方，则可起到药到病除的效果。

这个方子现代研究已证实：对体温、汗液分泌、胃肠蠕动、免疫功能等有双向调节作用。桂枝虽无发汗作用，但能促进发汗，有通阳活血之功，也就是说能扩张血管，特别能扩张体表的微血管，能温振心阳，有解热、镇静、镇痛、抗病毒、抗过敏、安眠、增强肾上腺皮质功能等作用。

总之，桂枝汤是《伤寒论》中的第一方，《伤寒论》113 方中有桂枝的 41 方，以桂枝汤加减的方剂有 29 首，占 62% 以上，因此，后世誉为"群方之魁"，是临床上加减变化最多，适应范围最广的一个经方。

曹颖甫用桂枝汤案例欣赏

余尝于某年夏，治一同乡杨兆彭病。先，其人畏热，启窗而卧，周身热汗淋漓，风来适体，乃即睡去。夜半，觉冷，覆被再睡，其冷不减，反加甚。次日，诊之，病者头有汗，手足心有汗，背汗不多，周身汗亦不多，当予桂枝汤原方：

桂枝三钱　白芍三钱　甘草一钱　生姜三片　大枣三枚

又次日，未请复诊。后以他病来乞治，曰："前次服药后，汗出不少，病遂告瘥。药力何其峻也？"然安知此方乃吾之轻之乎？

🐴 小马过河头一回　全靠胆量和智慧

古人云："读书三年，便谓天下无病可治；治病三年，便谓天下无药可用。"

我在实习之余，返乡回老家，家乡当时还没人找我看病。那日上午，突然邻居杨大婶来我家找我母亲（估计是不好意思直接找我）。她告诉母亲想让孩子给老伴看看病。她老伴感冒3天，打针、输液不见好转，无奈来找我。我内心有些为难，但也不好推辞，便大胆地和母亲一块前去他家应诊。我到他家，看见杨大叔身盖棉被，头戴帽子在炕上睡着。

"大叔你现在哪里不舒服，有啥感觉？"我问。

他说："头有点痛，鼻子不通还流清鼻涕，有点怕冷，身体困乏，不想吃东西。"

"我摸摸你的脉"，我说。他的脉象浮缓少力，舌淡苔薄白，头部有微汗。

"你口渴吗？"我问。

他说："老伴让我喝水，一点也不想喝。"

我诊断后觉得他还是太阳病表证未解，仍需汗法治之，看到有头汗，脉浮缓，是表虚证，宜用桂枝汤。我便开了一剂桂枝汤。

桂枝汤方：桂枝（去皮）9g，芍药9g，炙甘草6g，生姜9g，大枣（擘）6枚。

上五味，以水七升，微火煮取三升，去渣，适寒温，服一升。服已须臾，服热稀粥一升余，以助药力。温覆令一时许，遍体蓺蓺微似有汗者益佳。不可令如水淋漓，病必不除。若一服汗出病瘥，愈也，停后服。不必尽剂。若不汗，更服，依前法。又不汗，后服当小促其间，半日许，令三服尽。若病重者，一日一夜服，周时观之。服一剂尽，病证犹在者，更作服。若不汗出者，乃服至二三剂。禁生冷、黏滑、肉面、五辛、酒酪、臭恶等物。

开完方我对杨大叔说："大叔，我献丑了，先给你开一剂药咱俩合作下，你要按我的要求办。古人说："用药不听话，吃药算白搭。'"我照古法给他们说了一遍，把吃药、喝粥、覆被等细节又叮咛了一遍。大婶立即就去买药。中午喝了第一剂。

下午三四点钟，杨大婶飞快地跑进了我家，见到我母亲，面带笑容气喘吁吁地说："哎呀……"，并上前拉着我母亲的手。

我当时在复习《伤寒论》，我母亲在做家务，杨大婶猛一来把我母子俩吓坏了。我赶快站起来，急问："大婶，怎么啦？"

瞬间，我想起贾老师刚讲过的"桂枝下咽，阳盛则毙"，我是否把病诊断错了！会把药用错了吗！杨大婶看出我们娘俩惊讶的神色，笑得说不出话。

我母亲："赶快好好说话，笑什么？"

杨大婶："哎呀，我是给你们报告好消息，我家老头的病好了，现在身上不难受了，想吃东西，头不痛身上也不冷了，要来你家报喜我没让，我抢先来了。我侄儿手艺真行……"

母亲听了杨大婶的话，脸上才挂上了笑容，便说："我看老头的病好了，你却生病了。"

杨大婶："我有啥病？"

"看你走路蹦蹦跳跳，说话支支吾吾，不是病吗！"母亲说。

她们俩在开玩笑，我的心也放下了。我问："大婶，大叔的药怎么喝的？"

她说："就按你说的办法，喝了两次了。"

"大叔，出汗了吗？"我问。

她说："第一次出汗多，第二次基本没汗！"

"喝粥了没？"我问。

她说："喝了，每次喝半碗。第二次喝完又吃了点馒头，现在让他休息，没让他起来。"

"对了，让他好好休息。好好疗养，病已好了，药不需要再喝了。"我说。

这是我独立治疗的第一例病人。犹如小马过河头一回，全靠着胆量与智慧。

这件事情结果虽然很满意，大婶来报喜前我的担忧，却引起了我一连串的思索。一是以后诊治病人，一定要认真细致。二是更加深了对桂枝汤的理解，特别是对桂枝汤禁忌证的重温起了一定的作用。三是，大叔的病是根据《伤寒论》第42条用药的，考虑还是"阳浮而阴弱"的中风表虚证，治疗不能有过。

通过这件事，更坚定了我学医的信心，同时这件事也很快在乡里传开了，不断有人慕名上门求诊，从此开启了我的应诊之门！

仲景桂枝去皮说

《伤寒论》中"桂枝"药物下多有"去皮"二字，明清以来医家对"桂枝去皮"的解读发生了分歧，主要有两派：一派认为是桂枝条去掉外皮用桂枝木芯（下称"木芯派"）；一派认为应该就是桂的身皮或枝皮去掉外粗皮（就是用"桂心"之类）。本草源流考证的结果证明，"桂枝去皮"的意思就是桂的身皮或枝皮去掉外粗皮。

桂枝（皮）为什么要"去皮"？最早或者由于肉桂系热带及亚热带植物，空气湿度较大，在肉桂树较老的枝条表皮上会有一些苔藓类低等植物寄生，入药时自然亦应"刮去"。后来也有医家解释为外粗皮有毒。"医者意也"，我这里也"意"测一下古人的心思：桂枝木芯为骨，外粗皮（木栓层）为皮，两者之间为肉，"桂枝本为解肌"。外感病邪在肌，用桂之肉、辛发解肌之意，去掉外粗皮意为便于辛发解肌。纯属个人臆测，未必当真，但古人用药确实会使用这种思维方式，也是很正常的。

总之，林亿等所说的"桂枝去皮"其实质就是六朝到隋唐五代北宋初医家最常用的"桂心"，即是桂的枝皮去掉外粗皮而已。

◎桂枝配伍小提示

1. 桂枝配麻黄治疗　①风寒表实感冒（发热、恶寒、无汗、头身痛、鼻塞流涕、脉浮紧）；②风寒湿痹；③水湿内停，胃脘痞满；④小儿遗尿症。

2. 桂枝配葛根治疗　①止泻痢；②表虚痉病。

3. 桂枝配芍药治疗　①表虚感冒；②自汗、盗汗；③风寒湿痹；④脾胃虚寒腹痛；⑤奔豚证；⑥四肢麻木、疼痛；⑦脾胃不和恶阻。

4. 桂枝配生姜治疗　①温中止呕吐；②风寒感冒；③温经活血通络驱寒邪；④脾虚胃痛。

5. 桂枝配防风治疗　①风寒湿痹；②体虚感冒；③久病体虚，脾胃不和，纳呆困乏。

6. 桂枝配柴胡治疗　①寒热往来，偏头痛；②疟疾；③癫。

霜桑叶止汗解热效如神

古人云："千方易得，一效难求。"只有理论，没有经验，实践不一定能成功。

话说，还是当年秋天，星期天我回家时，村里有一位卫女士，20岁，是我小学同学，患感冒已两天了，曾用西药治疗头痛稍减，微恶风寒，一直低热不见好转。她爸听说我回来了，前来找我。我便随其前去。他女儿在床上覆被盖头躺着。

我问："老同学，你现在怎么不舒服？"

她说："头晕疲乏，流清鼻涕，头上有汗，身上怕冷，不想喝水也不想吃东西。"

我说："你把手伸过来，我摸摸脉。" 查其脉象浮大少力，舌淡苔薄。我觉得还是太阳中风，便给开了桂枝汤原方。

方药：桂枝（去皮）9g，芍药9g，炙甘草6g，生姜9g，大枣（擘）6枚。

先抓一剂，最多两剂就差不多了，并告诉她煎药和服用方法。若不好到县医院找我，我内心觉得差不多，应该药到病会除。过了两天她爸又把她带到县医院来找我，说是："头晕流涕好些，出汗多了低热不退，稍有咳嗽有少量白痰。"

贾老师和我同时上门诊。我把病人介绍给贾老师，贾老师说："你先看一下。"

我问了病情是：多汗乏力，低热不退，口不干不想吃东西，稍有咳嗽，白痰不多，又诊了脉象。我把病人转交给贾老师诊断，贾老师把完脉就告诉我开处方。

桂枝（去皮）9g，芍药9g，炙甘草6g，霜桑叶9g，生姜9g，大枣（擘）6枚。2剂，水煎服。

处方开完后，小卫和她爸走了，但我心里很纳闷，我开桂枝汤不管用，怎么老师又开桂枝汤？我问贾老师："我开桂枝汤没治好，您怎么还开桂枝汤？"

贾老师说："你说说你诊的舌脉是什么？"

"脉浮大，舌淡红，苔薄白。"我回答。

老师问："就这些吗！你仔细一点。"

"没太注意。"我说。

老师说："你没注意她的脉象，虽然浮大，左侧关稍大，右侧寸稍大，说明什么问题？再有她的舌象表现，舌不是淡红而是淡，舌边稍红，舌尖上面稍红，又说明了什么？"

通过贾老师的提示，我顿时恍然大悟，"是不是和肺、肝、脾有关。"我回答。

贾老师说："小袁很聪明。该女子的病总的来说是正虚邪实，实施不备，邪留日久，肺兴伤肝，时令秋季，相侮为患。从理论上讲，用霜桑叶走肺肝二经，有止汗清热之功效。原发病仍是太阳中风表虚证，因药力不够造成病拖，也正如医圣云：'病常自汗出者……以卫气不共荣气谐和故尔。'还需用桂枝方，解肌和营，加桑叶之力以制邪甚优。我曾治疗多例这样的患者，效果都不错。"

老师的忠言使我悟到：

1．诊断疾病和办案调研一样，要认真细致，不能草率。

2．辨证施治，要有理有据，认真分析。

3．经过的案例要不断总结。回忆起这个案例和我小时候患的病一样，值得认真总结。

小卫的病究竟如何，我心里还不踏实，趁着礼拜天，我专门回家去看老同学。我回到家已是晚上，我一进门，她们全家热情接待，没等我问，她爸就说："要谢谢你和你的老师，我姑娘的病用了这两剂药，神了，一剂就大有好转，汗也少了热也退了，第二剂药，姑娘就不想喝了，我和她妈劝说下喝了，之后一切和原来一样。这几天农忙没时间，我正准备到县医院，登门拜谢呢！"

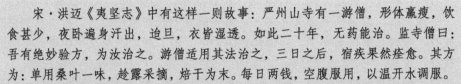

桑叶的妙用

宋·洪迈《夷坚志》中有这样一则故事：严州山寺有一游僧，形体羸瘦，饮食甚少，夜卧遍身汗出，迫旦，衣皆湿透。如此二十年，无药能治。监寺僧曰：吾有绝妙验方，为汝治之。游僧适用其法治之，三日之后，宿疾果然痊愈。其方为：单用桑叶一味，趁露采摘，焙干为末。每日两钱，空腹服用，以温开水调服。

◎郎中秘藏单验方

1. 2型糖尿病　桑叶治疗2型糖尿病，可以减少和延缓并发症，起到稳定病情作用。每天9g，代茶饮。

2. 老年更年期综合征　见烘热汗出者，用桑叶研末，每次6~9g，每天2次，空腹米汤送服，疗效颇佳。

3. 风火眼疾　可用霜桑叶30g，水煎熏洗，每天2次，每次15分钟。

4. 脱发、稀疏发　可用米泔水煎桑叶洗头，2天洗1次，10次见效。

加味桂枝代粥汤　临证实用有效方

1975年8月13日，遇到一位小马的老乡。小马是我的同学，她叫马雪芳，和我一起跟贾老师实习。这位病人是小马介绍来的。

据小马介绍：病人姓周，男，50岁，每天下午三四点钟先发热后出汗，最后汗出到全身衣服都湿透了，每天到下午得换衣服工作，这种情况将近一个多月了。在当地找了不少医院治疗，时轻时重，均没有明显效果。三天前我回家时请我给他看。我翻阅了他的病历，西医治过，吃过药，打过针，还输过液，中药方子中有养阴敛汗的，有益气固表的，有清里热的，在我能想到的治疗多汗的方法，前面的医生都用过了。特别是最后那位医生，用了敛汗固表法。我记得药味比较多，药量比较大，如**生黄芪**80g，**白术**50g，**防风**20g，**麻黄根**30g，**浮小麦**30g，**煅牡蛎**50g，**煅龙骨**30g，**金樱子**30g。

在我知道的所有收敛药性的药，所有的敛汗固表的药，全用上了，我想，这次应该会有效，这次如果无效的话，绝对没有其他好办法了。当时我问周师傅，你吃了上次这个方子怎么样啊？他说，这个方子吃了一回我就不敢再吃了。

他说："我上午吃完这个药以后，下午三点钟还是热，这个热，过去我热完了出汗，换了衣服还能工作，那天下午，倒是不出汗了，但热了一下午，一直到下班身上还是热，热得我心烦意乱，像热锅上的蚂蚁，没心思工作。所以我不敢再吃了。"

"既然止汗不行的话，是不是止汗太过了，可以再发发汗"，我说。

他愣住了，说："我看了这么长时间的病，没有一个大夫说要给我发汗，发汗有啥问题吗？"他大概是看我太年轻，对我不太信任。

他说："要是吃了你的药没有效果怎么办？"

我说："吃了我的药没有效，我会带你去找我的老师，他是个专治疑难杂症的名医，不用发愁。"

我当时想给他开桂枝汤，但考虑他还要上班，不方便，突然想起贾老师讲过的清代名医张锡纯的方子——加味桂枝代粥汤，解热止汗临证屡见奇效。当时我就按原方给他开了三剂。

加味桂枝代粥汤方：桂枝尖 9g，杭白芍 9g，甘草 4.5g，生姜 9g，大枣 9g，生黄芪 9g，知母 9g，防风 6g。

煎汤一茶盅，温服覆被，令一时许，遍身微似有汗者益佳。不可如水流漓，病必不除。禁生冷、黏滑、肉面、五辛、酒酪及臭恶等物。

可这三剂药喝完，周师傅说："还是那样，没啥感觉。"之后，只能带他来到贾老师这里，贾老师诊脉后，问他："你这几天发热还厉害吗？"

周师傅："稍微好点，在发热之前我会吃点安乃近。"

老师问："出汗没有？"

"头上好像有点微汗。"他说。

老师又问："你喝中药和安乃近还不出汗吗？"

周师傅的脸马上红了，他低声说："我在医生面前不能说假话，我看小马年龄小，说的话又和前面医生说的不一样，他开的药我就没敢喝，今天我来了，请老师傅定夺！我想听听老师的。"

贾老师说："这样吧，你还要上班没空休息，照小马的方子先抓三剂药，每天吃过午饭后喝一次，在宿舍休息半个小时，微微出点汗就可以了。每天多喝点水，你的病时间太长了，吃完药你再来一下，再调理调理！"

"好的，我听老师的。"之后抓了三剂药走了。

3 天后，周师傅高兴地来了。他说："老大夫，你这方子真不错，我头一天中午吃完这个药以后，喝了点水，身上潮乎乎地出了一点汗，到了三点钟该发热的时候，我等着发热，结果热劲不大，随后出汗也不多，我只把最里面的衣服换了，心也不急。到了第 2 天，比头一天的热更轻了，衣服都没换。到了第 3 天就不热了，现在身体很痛快。这回我算找对门了！太感谢你们了，真是名师门下有高徒，小马也不简单。我前面跑了多少腿，受了多少罪，不知名师就在我身边。以后我生病就找小马了……"

贾老师和小马诊了脉象，脉浮缓无力，舌淡苔薄。

老师说：还需要解肌和营，效不更方，又开了三剂，病人拿药回家了。

周师傅过了一个多月，又带他亲戚来看病，他非常高兴，说"我的病吃了您六剂药完全好了，并告诉亲戚，以后看病不用找老师傅找小马就行"。

此后，我临床遇到桂枝汤证，试用此方屡用屡效，这是个行之有效的简便方，而且还能减少服桂枝汤喝热粥的麻烦。

缓和药性是国老——甘草

看过《三国演义》的人，一定知道乔国老这个人物吧，他是孙策和周瑜的岳父，曾不遗余力地调和孙权与刘备两家的矛盾，从而促成孙刘结盟，共同抗击曹军入侵。

在祖国医药学宝库里有味号称"国老"的中药，那是甘草。唐朝名医甄权说："甘草能治七十二种乳石毒，解一千二百般草木毒"，因调和众药有功，故有"国老"之称。目前，甘草也仍是中医常用药。它还有一个神奇的传说。相传从前有一位老医生医术精湛。一次，他应邀到外地赴诊，临行前给徒弟留了几包事先开好的药，嘱托他以此药可应付一般的诸如感冒咳嗽、腹泻腹痛、头痛脑热等小毛病患者。不料老医生一去多日未归，徒弟眼看那几包草药快用完了，情急之下便将师傅常泡水喝的一些干柴样的药物切碎，混进药包充数。谁知很多患有咳嗽痰多、咽喉肿痛、气短乏力、皮肤疮疖的病人吃了这些甜丝丝的草药，很快就痊愈了。这种药物就是今天我们所熟知的本草王国里的"国老"，最甜的中药——甘草。

甘草，又名国老、甜草、蜜草，为多年生豆科植物甘草的干燥根。味甘，性平。归心、肺、脾、胃经。具有补脾益气，润肺止咳，缓急止痛，缓和药性之功效。

◎郎中秘藏单验方：诃子甘草茶治疗慢性咽炎

[组成] 诃子9g，甘草3g，白糖、茶叶各适量。

[用法] 上方为一天量，用滚开水泡30分钟，频频饮服，水饮完再兑水饮用。

[功用] 清肺利咽，敛肺下气。

[主治] ①慢性单纯性喉炎，咳嗽失音，属肺有伏热者；②嗓音工作者，咽喉疲劳太过，而致声音嘶哑者，临床有一定的效果。

[禁忌] 咽喉暴哑者勿用。

🪷 桂枝新加汤　血虚体痛方

一天晚上，案例讨论时，贾老师讲了桂枝汤加减方的问题。

他说："先介绍一个案例，用案例来说明桂枝汤的变方和疗效。今天要介绍的病人是我和小于同学共同看过的。请小于同学把病人的治疗经过介绍一下。"

于恒信："前几天，1975年8月9日。患者温女士，24岁，是我老家一个亲戚，产后刚一个月。按我们老家的风俗，产后满月要回娘家串门。娘家在山村住窑洞。那天她到娘家时将近中午，天热体虚，自觉身热气喘，急忙进窑洞乘凉，过了大约半个小时，自觉有点身冷，拿了件衣服穿上，吃完饭，没一会儿就回了家。没到晚上就觉得一阵阵发冷，头痛，出汗，发热。立即请当地诊所治疗，打针、输液，反反复复治疗5天后发热轻了，但还是怕冷出汗，头痛未减又增加了身痛，到了傍晚身上出疹作痒。后来请了另外一个医生，给她开了八珍汤三剂无效，又吃人参养荣汤三剂，均没有明显效果。先后已半个月过去了，和我家是邻村，无耐其家人请我前去诊治。我到她家，大伏天见她戴着帽子，穿着羽绒服，面色萎黄，少气懒言，不时出汗，自觉怕冷，头痛身痛。脉缓弱，舌淡苔白润。证属产后血虚，风寒外袭，中风表虚证。经分析我想起《金匮要略》中'产后风续续数十日不解，头微痛，恶寒……可与阳旦汤。'于是，我开了两剂，并告诉她家属，若好转继续再喝两剂，如无效到闻喜县医院来找我，我给你找专家。"

　　两天后，温女士果然到县医院来了。她说，病情有些减轻，但还是头痛、出汗、怕风、乏力、厌食，想抓紧治好，所以又来了。我带她来看贾老师，贾老师看后告诉我：这女孩不仅是表虚，内有气血虚，气血虚是本，卫气虚是标，气行血则行，补血先补气，前边治疗以养内脏的气血是不错，这女孩现在是气血不足，肌肤失养，它不能引药达表，所以治不了身痛，用阳旦汤虽有好转，但力所不及，应当考虑用《伤寒论》中的方子"桂枝加芍药生姜各一两人参三两新加汤"，这张方子是在桂枝汤里加重芍药的用量来养血柔筋止痛，加重生姜的用量来引药达表，另外加人参来益气。

　　桂枝加芍药生姜人参新加汤方：桂枝 9g，芍药 12g，炙甘草 6g，人参 9g，生姜 12g，大枣（擘）4 枚，加当归 12g。

　　于恒信："我按老师说的开了三剂，并告诉家属要想好好治，吃完就再来让我老师看看，坚持吃药，要一次治好千万不要留下月子病。"

　　3 天后，诸症均减，面有笑容，还是乏力。上方生姜减半，加黄芪 30g，当归 10g，阿胶 10g。水煎服，10 剂而痊愈。

　　于恒信："治疗经过介绍完了，请老师点评。"

　　贾老师："小于说的这个案例结局虽然是好的，但治疗过程走了一点弯路，那就是辨证不十分准确，用药没有恰到好处。问题在于中医理论认识不够。下面就桂枝新加汤为例作一分析。"

　　【原文】发汗后，身疼痛，脉沉迟者，桂枝加芍药生姜各一两人参三两新加汤主之。方名较长，可谓古今最长的方剂名了。

　　主症：身疼痛，发汗后身疼痛不减，或加重，脉沉迟。

　　兼症：恶寒，发热，汗出，倦怠，气短，舌淡苔白。

　　病机：营卫不和，经脉失养。

　　治则：解肌祛风，益气和营。

组方：在桂枝汤的基础上此方具有三个特点：①加重了芍药的用量，在于加重养营血的能力。因芍药走血分具有缓急止痛的功能，无论体表疼痛，还是内脏疼痛、肌肉疼痛、经脉疼痛都有非常好的疗效。②加重了生姜的用量，目的是借助于生姜的辛散之性，使药力迅速达表而散邪。医圣常将这种配伍特点用于营卫气血不足的身疼痛或身体麻木不仁的病证。③加人参益气养阴，人参具有强心的作用，而桂枝得人参，能使人参的强心作用大大增强。因为桂枝的温经通络作用，能扩张动脉血管，增加血液循环，从而使心脏搏出血液更加顺畅，加上桂枝温通心阳作用，能够增强心脏活力，是强心、保心的良药。

> 医贵乎精，学贵乎博，识贵乎卓，心贵乎虚，业贵乎专，言贵乎显，法贵乎活，方贵乎纯，治贵乎巧，效贵乎捷，知乎此，则医之能事矣。
> ——清·赵濂《医门补要·自序》

主治：本方对于习惯性感冒，各种禁汗的外感，身痛（属气血虚者），虚劳腰痛，四肢拘挛等均有较好的疗效。

总之，本方治疗气血亏损造成的肢体疼痛、拘挛等证有一定的优势，疗效也比较可靠，可很好地应用。诸如此类都是经方，临床都有较好的疗效，只要有是证，可大胆用是药。学习研究其他加减方也应仿此。

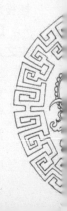

笔记二 正气内存邪不干
邪之所凑气必虚

贾老师的阅历深，临床经验丰富，每天找他的人也比较多，行内行外的人都称他贾老。他的疑难病门诊每天患者都是络绎不绝。

气虚外感又内伤 临床遇到有妙方

今天是马雪芳跟诊。门诊来了一个贾老的老朋友，一进门就向贾老打了个手势，没有说话。贾老道："老常，先坐下，请稍等。"

这时小马医生抬起头看了一眼。只见一位年已花甲的老人，身材魁梧，面色白，头上仿佛有汗迹，不时地抬肩吸气。候诊席上有人让座，他用粗哑的声调说了声："谢谢！"坐了下来，等待就诊。

当这位患者坐到贾老的诊桌边时，贾老问："老常啊！又感冒啦！"

"近一个月来经常感冒，什么药都吃了，还打过吊针。总不见好，还是胸闷、气短、咳嗽、吐痰，严重时夜不能眠，浑身没有力气，所以今天特意来找老朋友。"患者又转过头向贾老对面的小马说："我也不喜欢吃中药，但没有办法只好如此，我以前一生病别人治不了，就来找老贾，老贾是药到病除。"

贾老边听边诊脉，脉浮数少力，舌胖淡，苔薄白。贾老打断他的话问："这几天吃饭怎样？吐什么痰？"

他回答："这几天吃饭不香，心口憋满不适，咳嗽阵作，痰不太多，是白色泡沫痰！"

由于是老熟人，贾老对患者了解，原来有慢性气管炎，今又感冒，很快辨证为气虚感冒。处方以参苏饮加减：人参 5g，紫苏叶 10g，葛根 10g，前胡 10g，半夏 10g，茯苓 10g，陈皮 5g，桔梗 5g，枳壳 5g，木香 5g，甘草 5g，炙桑皮 10g，紫菀 6g，川贝母 9g，生姜 9g，大枣 5 枚。3 剂，水煎服。

小马很快抄完处方，送走了患者。对贾老的用药不得其解，于是，向贾老提问："这个患者感冒，你怎么不用麻黄汤、桂枝汤，也不用银翘散、桑菊饮。为什么用参苏饮？"

贾老说："《内经》告诉我们'邪之所凑，其气必虚。'老年人因为抗病能力差，最怕外感，尤其是常局长是气管炎，更怕感冒，即所谓：老怕伤寒，少怕痨。这是特征之一；其二，要注意的是：外感往往体温应高而不扬，根据'留而不去，其病为实'的原则，要疏邪；第三，遣方用量不宜过大，因为老年人生理功能衰减，治疗时可'去邪'和'补虚'并行。动手用麻黄汤、桂枝汤或桑菊饮、银翘散会致去邪伤正，顾此失彼，不加分析，随便施治可不行。参苏饮既治外感又兼顾内伤，是扶正去邪的好方子。本方来自《太平惠民和剂局方》，是在二陈汤的基础上演变的。人之后天以脾为本，二陈主要是和胃调脾，以壮后天之本。再以人参大补元气、紫苏叶解表散寒和胃化浊，桔梗宣通肺气，葛根解肌退热，枳壳破气消积，木香行气止痛，桑皮、紫菀、川贝母利肺化痰，姜枣调和脾胃，合之能散寒解表、理气化痰，治疗老年性有痰感冒效如桴鼓。"小马医生听了贾老一番话眉开眼笑，一直点头，并说"这是我看书学不到的。"

3 天过去了，常局长又来找贾老，他告诉贾老"你的药真灵，我的感冒可以说完全恢复了，但稍有些汗出和气短。"贾老诊后，脉仍虚，舌淡苔白，处方如下：
人参 5g，黄芪 15g，肉桂 6g，炙甘草 6g，生姜 3g。5 剂，水煎服。

开完了处方，告诉他这个方子可以用半个月。送走了患者，小马又问贾老"这个患者感冒好了，正气不足，你怎么不用四君子、八珍汤之类，怎么又用保元汤？"贾老说："此人邪虽去而正气虚。内经云：'虚则补之。'又云：'形不足者补之以气；精不足者补之以味。'该患者是肾不纳气，四君子是补中气和胃的方子。八珍是补气血的方子，保元汤补中气并能壮肾阳，用之比较妥当。一般情况，这 15 剂药吃完正气将复原，近期不会再感冒。"

经营健康需长久　失掉健康随时有

度过了酷暑和严寒，将近一年过去了。老常（贾老的朋友）一直没有找过贾老看病。今天他骑着自行车来到医院，到专家门诊找贾老。看上去红光满面，精神抖擞，他坐在贾老桌前，高兴地告诉贾老："老贾你的手艺真高，自从你去年给我治疗后，那个方子吃了 20 剂，我的感冒病再也没犯过，身体一天比一天好。大前天，我在地里干农活淋雨了，又没有及时吃饭，回来后又遇上老战友喝了点酒，第 3 天就有些呕吐、腹泻、胃也痛，经输液后虽有好转，总不彻底……"贾老便给他诊断：脉弦数，舌红苔腻微黄，并按了腹部：胀满，稍有压痛。处方如下：
半夏 12g，黄芩 9g，黄连 3g，党参 9g，干姜 6g，炙甘草 6g，竹茹 9g，橘皮 6g，大枣 4 枚。3 剂，水煎服。

贾老叮嘱他："你回去注意休息，不能劳累，吃饭要少食多餐，宜温热流质食物。"

今天是小于医生跟诊。病人走后，小于医生有些纳闷，就问贾老："常局长是否是急性肠胃炎，你用半夏泻心汤治疗，那么用藿香正气散是否也可以？"

贾老说："这两个方子都可以治疗吐、泻、胀、满，藿香正气散是用于外感风寒，内伤食滞；而半夏泻心汤是用于寒热中阻，肠胃不和。常局长虽说受过雨淋，但没有恶寒发热的表证，主要是心下痞满，不思饮食，而肠鸣干呕者用半夏泻心汤比较合适。"

3 天后，老常高兴地来见贾老，他说："这几天好多了，不恶心，吃饭也好些了，就是大便次数较多，你再看一下，我准备到太原儿子那里住一段时间……"贾老便按了患者的腹部，比较平软，手压心窝部有点不适，无明显压痛，脉弦细右大于左，舌淡苔薄白。贾老又开了处方如下：**制半夏 12g，黄芩 3g，黄连 3g，干姜 3g，炙甘草 12g。**3 剂，水煎服。让其巩固疗效，并嘱必须注意按时吃饭。

小于医生又向贾老问起老常的病情。贾老说："老常的体质是本虚标实，寒热中阻，主要症状是呕吐，心下痞及下利，先是吐重于利，用半夏泻心汤，后吐止而利重，故改用甘草泻心汤治疗，临证必须辨证明确，方能治疗得当。他的疾病主要是饮食不当而造成的，诊病必须求因。他用了这些药一定有效果，但不一定马上能治好，还得长时间调养才行，若反复发作会使病情更复杂。

3 个月又过去了，常局长从太原回来了，这是第 3 次来到专家门诊，1976 年6 月 5 日，被儿子和老伴护送而来。看上去面色萎黄，精神欠佳，他坐在桌边对贾老说："自从你那次看好以后，我去了太原，一个多月没事，后来就又吃饭不香，有时还有腹痛、乏力，去了几个医院检查，做过胃镜、化验、B 超、CT 等都认为是慢性胃炎、陈旧性气管炎。后来查血糖偏高，认为是糖尿病，总之，时轻时重，治疗效果也不太明显，所以又回来找老朋友治疗。"

贾老边听边诊脉，打断他的话问道："你睡觉好吗，出汗多吗？"

老常说："睡觉可以就是梦多，出汗比较多，活动就汗出。"

"大便如何？"贾老又问。

回答："大便每天一两次，时干时稀，吃饭也不好。"

脉弦涩无力，舌质紫暗，苔黄燥。贾老又问："你最近是否饮酒了？吃过夜宵吗？"

回答："到太原后和老朋友在一起经常喝酒，大都是在晚上。"

贾老："你怎么忘记了我说的话，我再三让你注意吃饭，改掉喝酒的习惯，不要吃夜宵嘛。今天给你开个方子，试一下，你的病情有点复杂，最好进一步检查！这样我介绍你一个地方去看看吧——西京医院，那里硬件条件好，你做一次全面检查，最好明天就动身。"具体开方如下：**黄连 4.5g，乌梅 10g，干姜4.5g，细辛 3g，附子 3g，桂枝 4.5g，黄柏 3g，人参 5g，当归 4.5g，川椒 2g。**1 剂，水煎服。

贾老开完药方并嘱病人说："先吃一剂稳定一下病情，动身后不用再吃了。"

2 个月又过去了，1976 年 8 月 15 日早晨，一行几人携带一面锦旗，旗上写着"扁鹊再世　有医则生"来到专家门诊。

原来是常局长一家人专程来道谢的："事情是这样的，到了西京医院，我做了彩超、螺旋 CT 等检查，经几位专家会诊，第 2 天确诊是慢性胰腺炎，建议手术探察 。第 5 天就做了手术，胰头发现有个 0.5cm 的小肿物，病检有癌细胞。主治大夫说：'幸亏发现早，治疗及时，因为胰腺肿瘤发展快，转移迅速，治疗棘手'，而且还做了放化疗。这不我刚从西安回来吗！还有您前几次的治疗都非常有效，今天我们全家特来向您表示感谢！向你们科室全体人员表示感谢！"

贾老握着常局长的手说："这是我们医务工作者应该做的事，不必客气！你的病要定期检查，及时保养，适当用药，过一个月再复查。""西京医院也是这样说的。"

又过了一个月，常局长来复查，面色白，精神欠佳，他告诉王老说："这段时间我按你说的制订了健康计划，合理膳食，一日四餐定时定量；适量运动，早太极，晚散步；心理平衡无烦顾；睡得香，身体较前好多了。"之后查了肝功能、血脂、血糖、尿常规、B 超。结果显示：白细胞减少，总胆固醇偏高 0.5mmol/L，其他均正常。贾老给他诊脉察舌，脉缓少力，舌淡苔薄，贾老很快给他开了处方：**熟地黄** 15g、**山药** 15g、**人参** 6g、**黄芪** 15g、**白术** 10g、**龙眼肉** 10g、**当归** 10g、**酸枣仁** 15g、**炒远志** 5g、**茯神** 5g、**广木香** 5g、**炙甘草** 5g、**生姜** 3g、**大枣** 5 枚、**白英** 10g、**光慈姑** 10g。10 剂，水煎服。

小于和小马医生又纳闷，贾老为什么用此方？贾老说："用药有三：一是脾是后天之本；二是老常是气血两虚，气虚则神疲；三是放化疗后白细胞减少，免疫力低下。"

常局长的病经过 2 个月的调理，健康如旧。一年后随访一切良好。

按：本篇完整记述了经贾老治疗的一个具体实例。说明同一人在不同时期患病，用相应的理法方药实施，取得了良好的效果。但对每个人的健康价值，还应当引起深思！

1.《内经》云：其知道者，法于阴阳，和于术数，食饮有节，起居有常，不妄作劳，故能形与神俱，而尽终其天年，度百岁乃去。

2．健康是自己的一切，会经营健康也是把握自己的所有。

3．小郎中在学本案经验外，临证还应把握三因制宜，以防主观臆断行事。

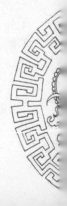

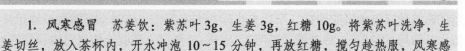

◎郎中秘藏单验方

1. **风寒感冒**　苏姜饮：紫苏叶 3g，生姜 3g，红糖 10g。将紫苏叶洗净，生姜切丝，放入茶杯内，开水冲泡 10~15 分钟，再放红糖，搅匀趁热服，风寒感冒初起速效。

2. **风寒感冒发热**　十宣放血速效。在手十指尖端，距指甲游离缘 0.1 寸（指寸），左右共 10 个穴位，点刺出血即可。

3. **咳喘**　杏姜糖治咳喘：炒杏仁 50g，生姜 50g，蜂蜜 100g。将杏仁打碎，生姜切丝，把蜂蜜炼熟放入杏仁、生姜搅匀，冷却制糖块。每次 1~2g，每日 3~4 次，含服即效。

同是感冒不一般　临证施法要变遣

1977 年 2 月 7 日早晨，周一，也是刚立春的第 4 天，疑难病门诊还没上班，候诊室却已满员。

第一个患者身上紧裹军大衣，包着头巾，走进疑难病诊室。这是 1 例 18 岁的男性患者，也是小于医生的老乡，曾感冒五六天，在社区诊所打针、输液不见好转。起初是白天用药，晚上发热，后来是上午用药，下午发热。小于曾开一剂中药：金银花、连翘、桔梗、薄荷、竹叶、荆芥、淡豆豉、牛蒡子、杏仁、浙贝母，用药后病情依旧。故小于让他来医院找老师治疗。

今天患者坐在诊桌前精神不振，紧裹着衣服，怕冷，气粗，轻微咳嗽，贾老问他："你怎么不舒服？"他说："头痛，身体也痛，困乏不适，怕冷，口涩不知味，不想吃东西。"贾老诊脉时发现手冷，脉浮紧，舌红，苔薄白。贾老诊后迅速开了处方：**麻黄 6g，桂枝 6g，杏仁 8g，炙甘草 3g**。1 剂，水煎服。

在贾老诊病过程中，小于医生非常关注，也有些疑问：为何我开那么多药不见效？便问贾老："患者已感冒五六天，您为何还开麻黄汤？"贾老说："《伤寒论》46 条指出：'太阳病，脉浮紧，无汗发热，身疼痛，八九日不解，表证仍在，此当发汗……麻黄汤主之。'其二，银翘散虽治无汗、发热、头痛、咳嗽等风热感冒，不同的是，麻黄汤主治脉浮紧、恶寒、口不渴；而银翘散主治脉浮数，但发热不恶寒，或微恶寒，有口渴等，明显有所不同，应当加以区别。"

小于医生对他的老乡非常呵护，并及时随访患者情况：拿药的当天上午就煎服了首剂，服药后遵照贾老吩咐，覆被而卧，半小时后则发热汗出，头痛止，也不发冷，病情减半。晚上又服了第二次药，饮食增，身体轻松，次晨就欢蹦乱跳，要去上学，家人怕复感，等吃过午饭才让他去了学校。

当天，贾老的疑难门诊又接收了 1 例特殊的病号，男，28 岁，出租车司机，穿着大衣，戴着棉帽，由家人陪同而来。家人代诉，患者曾有慢性扁桃体炎，反复发作，曾输过青霉素，服用过六神丸等药，咽痛有所好转，但出现了面目水肿，当地诊所建议到大医院治疗，所以来贵院找专家就诊。这时小于医生一边记录病历，一边问："好了，患者能说话吗？"家属："能。""那就让他自己说说情况吧！有什么不舒服说一说！"患者："我现在就是周身困乏无力，头痛，怕风，口有些干，咽部还有些难受，好似有痰，也不想吃东西。"小于医生记录完病历，问贾老："是否让患者做个血、尿检查？"贾老说："患者有无尿急、尿频、血尿等情况？"回答："没有。""先查一下血压和体温，再做血、尿常规检查。"贾老一边给另一个患者诊脉，一边回答。小于医生检查血压是：136/86 mmHg（1mmHg=0.133kPa），体温38℃，并开了血、尿常规化验单。

一个小时后患者家属送来了化验报告单，血常规：白细胞 $12×10^9$/L，尿常规：白细胞少数，蛋白（++），红细胞（±）。贾老看过后又查脉象，浮滑少力，查舌质淡，苔薄白。贾老很快开了如下处方：**麻黄9g，生石膏30g，炙甘草5g，生姜9g，大枣4枚。** 3剂，水煎服。

贾老嘱患者用药期间，低盐饮食，忌食生冷、油腻，3天后再来复查。

3天后，患者来到门诊，没有穿大衣，面色正常，看不到水肿，表情非常活泼，欢快地给每个人打招呼问好，并告诉贾老："贾老我的病好了，吃饭、睡觉都很好，就是稍微有些乏。"贾老诊后又给他开了加减八珍汤，3剂，让其巩固疗效，并嘱咐："吃饭要少食多餐易消化的食物，注意休息，不要加班，减少劳累，并预防感冒。"

又过了3天之后随访，听家人说，患者一切正常，已经上班。

小牛犊上套先拉犁　小郎中入世先把伤风医

2月12日下午是我们实习生格外期待的时刻，因为院办安排每周六晚上有三个小时案例讨论暨医学讲座会，由各科临床医生和实习生参加，本次主讲专家是贾老，我们实习医生特别高兴，很早就带着笔记本来到会议室门前，抢先找个好座位。

讨论会上每个人都争先恐后地积极发言，气氛很是活跃，最后是贾老发言，他说："今天讨论的是'关于汗法的临床应用'的话题，在此我再谈几点体会。"以下是贾老的发言。

谈正题之前，先打个比方：我们当医生的，特别是刚接触临床的医生，就和小牛学干活一样，先从拉犁开始，以后才能干好其他十件事。我们先学会用汗法治疗各种病证，以后治其他病也就触类旁通了。汗法是中医临床的开始，要求我们都要认真对待，练好基本功。

汗法在临床上应用是广泛的，《医学心悟》中说："百病起于风寒，风寒必先客表，汗得其法，何病不除！"但是由于汗法主要用于"表证"，所以在临床应用时，首先分清疾病是否在表，然后才适当应用汗法施治。对初学者来说应重点掌握以下几点：

1. 何谓表证有概念　三大症状是关键

"表证"就是指六淫外邪侵犯人体皮毛、经络、肌肉等部位，使机体表现一组典型的"恶寒发热、头痛鼻塞、脉浮"等症状所在疾病的总称。但表证有表寒、表热、表实、表虚的区别，现就表证的三大症状作一分析：

恶寒发热——是外邪束表，卫阳被郁，则恶寒，正邪相搏则发热。

头痛鼻塞——是由于六淫之邪自表侵袭于经络，上犯巅顶，清阳之气受阻，不通则头痛，肺络受寒则鼻塞、流涕，重则咳嗽。

脉浮——表现为"轻取即得，举之泛泛有余，按之稍减不空。"由于外邪侵袭体表，气血抗邪于外，所以脉象见浮。

表证主要包括在"伤寒、温病"当中，即现代医学的传染病、呼吸系统疾病初期以及疮疡、荨麻疹初起等。造成这些疾病的原因虽然不同，但是它们在危害机体的过程中，由于机体的防御反应在一定阶段都会出现"表证"的特定反应。因此，在治疗上，中医抓住这些疾病所共有的"表证"反应，可施用汗法，以图汗出邪除，邪随汗解。

2. 体若有燔炭，汗出而散

《素问·生气通天论》曰："体若燔炭，汗出而散。"又有《素问·阴阳应象大论》中指出："其在皮者，汗而发之。"《伤寒论今释》指出："太阳病之发汗，为排除毒害性物质……其有一汗而热遂退者，则因毒害性物质即大部排除，其仅存者，不足为病故也。"以上这些说法，多认为发汗可以排除毒素，和现代医学认识是一致的。著名中医学家方药中认为："汗法可以旺盛血液循环，振奋中枢，以增强机体抵抗力。借以制止疾病进行，另一方面汗法可以固出汗而使散温作用增高，因而达到调节体温、恢复体温平衡……着重在调节病者病理生理机制，与现代医学着重治疗病源有所不同。"

3. 汗发解表施对药　分清虚实不能错

中医以"汗法"治"表证"，是在长期临床实践中总结出来的。常见的有两方面，即根据表寒和表热的证候，用辛温解表法和辛凉解表法去解决，此外还有扶正解表法。

（1）**辛温解表剂**：多以辛温解表药配伍止咳化痰药或其他药物组成，代表方剂是《伤寒论》麻黄汤，其关键是要掌握证候——表实证。

所谓**"表实证"**是指具有"恶寒发热、头痛、身痛、无汗而喘、脉浮紧、苔薄白"这样一组症状的病证即是。从上述症状来看，"恶寒发热、头痛、身痛而喘"是患者自觉症状。"无汗，脉浮紧，苔薄白"是医生通过检查而得到的客观依据。其病机是风寒袭表，使皮毛紧闭，汗不得排泄，而见恶寒发热。肺主皮毛。皮毛受邪，玄府闭塞，使肺失宣降而喘咳。治宜发汗宣肺。方用麻黄汤，由麻黄、桂枝、杏仁、甘草四味组成。方中麻黄解表以散风寒，宣肺以平喘咳；桂枝助麻黄解表，又除肢体疼痛；杏仁宣降肺气，助麻黄平喘；甘草协调诸药，缓和麻桂发散太过。诸药共起发汗解表的作用。如文中第一例门诊患者，就是一个表实证患者，正适合用麻黄汤，击中肯綮，药到病除。

另有门诊一位患者是风水，用的是《金匮要略》中的越婢汤，实际是麻黄汤去杏仁、桂枝加石膏、姜、枣而成的复方。《金匮要略》中云："风水恶风，一身悉肿，脉浮而渴，续自汗出，无大热，越婢汤主之。"该患者正是由于风邪客表，内有余热，肺气被郁，不能通调水道，以致水湿内生，与风邪相搏，泛溢肌表所致。治宜疏风解表，宣肺利水。方中麻黄发散表邪，宣肺利水；生姜宣散水湿；石膏清宣肺热，与麻黄相配，又能宣降肺气，使水道通调；甘草、大枣则补脾益气，使脾能制水。全方药品五味，配伍得宜，确能疏风解表，宣肺利水，是治疗风水的妙方。患有恶风者加附子少许，易汗多阳伤，然附子有温经复阳、止汗之功。

辛温解表剂还有一种情况是表虚证，代表方剂是《伤寒论》中的桂枝汤。表虚证的主要特点是"恶寒发热，头痛身痛，自汗出，脉浮缓。""自汗"是其突出的特征，病机是风寒客表，患者常以营卫不和，卫阳不固，肌表空疏而恶风，营阴不守则汗自出，脉浮缓。治宜解肌发表，调和营卫，用桂枝汤，其组成有桂枝、白芍、甘草、生姜、大枣。方中桂枝、生姜辛温发汗；白芍、甘草、大枣甘酸敛阴和营，诸药共奏解肌发表，调和营卫之功。冬春季节这样的案例较多，可以从档案科查阅。记得有1例女性患者，27岁，当时是夏天，产后20余天，从外边突然进入深寒窑洞而感冒。找内科不敢治，找妇产科用了些感冒药，而汗出倍增，奶水也减少了，相继出现荨麻疹，后来在当地找了中医开过10余剂中药，药物不详。据说是按产后血虚治疗的，也不见效。后来通过介绍找我治疗，我便给她用小剂量桂枝汤7剂后大有好转，奶增，汗止，荨麻疹亦未再复发。

（2）**辛凉解表法**：是用辛凉解表剂治疗表热证。表热证主要是感受风热或温热之邪，其特征是：①发热重恶寒轻，或者恶风不恶寒，有汗而不扬；②有头痛、口渴、咽痛或咳嗽，甚则咽喉红肿疼痛；③脉多浮数，舌苔一般薄白少津，或夹黄苔。使用方剂常以桑菊饮、银翘散、麻杏石甘汤等。

最近，我治一例姓王的患者，男，50岁，感冒稍咳伴有恶寒发热5天，经卫生所治疗不见好转。来院就诊时表现：咳嗽，胸闷，右侧胸稍痛，气喘，咳白痰不爽，烦躁，口渴，恶寒，发热，无汗，舌红，苔薄黄，脉浮滑数。体温38℃，血常规：白细胞 13.5×10^9/L，中性粒细胞82%，胸片提示右肺下野有炎性改变，诊为肺炎。方以：**麻黄6g，杏仁10g，生石膏（先煎）30g，炙甘草6g，加大贝母10g**。先后用6剂而愈。

（3）**扶正解表法**：适用于虚人（老年人、产妇、久病体弱者）感受外邪，治疗要祛邪还要扶正。扶正时要注意查清素体是气虚、阳虚，还是阴虚、血虚等情况，否则就不能解除表邪。因为气血不足，就无力使肌肤毛窍开合达到排汗祛邪的目的。另外，用药量要轻，特别是解表药，强烈发汗会造成过汗伤正，"虚虚"之弊。**目的是祛邪不伤正，治病要留人。用扶正药也要注意适量，扶正是为祛邪，不是要壮体，补益过量会导致留邪难解，具体情况要因人制宜。**关键要掌握好扶正祛邪的原则。

之前治疗的我的老朋友常局长的感冒就是气虚感冒，原本患有慢性气管炎，冬春季节经常感冒，治疗用了扶正祛邪的参苏饮，效果就不错。

4. 汗法治表是不错　特殊情况慎下药

"汗法"古人云："损法"。既是损者，大家要知道损者容易，成者难。故用"汗法"治病，掌握禁忌证很有必要。

首先，禁用于里证。《伤寒论》指出："阳明病，脉浮而紧，咽燥，口苦，腹满而喘，发热汗出，不恶寒，反恶热，身重，若发汗则燥，心愦愦。反谵语。"

其次，又有虚证。《伤寒论》云："脉微弱者，此无阳也不可发汗""淋家不可发汗，汗出必便血""亡血家不可发汗，发汗则寒栗而振""脉尺中迟者，不可发汗"。这些都说明是里虚之证，无论是阳虚，还是阴虚，发汗则更虚，造成"虚虚"之弊。

再次，发汗勿太甚。发汗应使全身微微汗出，不宜太过。若发汗太过，易于伤阴，又不一定能祛邪外出，或更致邪伤。在《儒门事亲》中指出："凡发汗欲周身絷絷然，不欲如水淋漓，欲令手足俱周，遍汗出一二小时为佳，若汗暴出，邪气多不出，则当重发汗，则使人亡阳。"

总之，中医治法中的"汗法"是临床最基本的东西，我给大家理一下思路，目的是使大家到临床中能够纲举目张，遇事不慌，可能对初学者能有些帮助。这些只是刚入门，下一步还要深化学习"汗法"的"三大原则和十大策略"才能达到优秀。不妥之处在所难免，为了把这项工作做好，敬请各位多提宝贵意见和要求，以后有时间咱们再共同探讨。

> **按：**以上小方均由老师推荐，临证用之皆效。但要说明三点：一是每方中药物均是成人一天的用量。二是用药时间要因人而异，原则是病愈六七成即止，因为多用会伤正。三是羌活辛温性燥，初学者还要注意临证阴虚血亏者慎用。

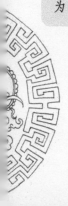

◎郎中秘藏单验方：活用羌活

1．伤风感冒

风寒：羌活10g，荆芥10g，防风6g，水煎服。

风热：羌活10g，板蓝根30g，薄荷6g，水煎服。

发热、扁桃体炎：羌活25g，板蓝根、蒲公英各50g，水煎服。

2．伤寒头痛　羌活6g，防风4g，白芷6g，细辛2g，水煎服。

3．寒湿头痛　羌活、独活、苍术各6g，藁本、防风、川芎、蔓荆子、甘草（炙）各4g，水煎服。

4．四肢厥冷　羌活8g，附子、干姜各5g，炙甘草3g，水煎服。

5．身体痛烦，屈伸不利　羌活、附子、白术各8g，炙甘草4g，生姜5片，水煎服。

6．肾虚尿频，腰膝酸冷　羌活、杜仲、益智仁各10g，肉桂6g，水煎服。

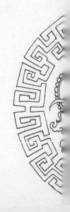

笔记三　高者越之守病机
出奇制胜显神威

中华医学源远流长，历代名医之精华，在各个学科都发挥了积极的作用。然而，有不少世人认为中医学只能调理慢性病，或是只能治疗西医不去治的疾病，这显然是一种误解。中医不仅能治疗慢性疾病，在急性病中亦有出奇制胜的效果。让我们到疑难病门诊做具体调研。

◎ 案例 1

在 1976 年 5 月 4 日 14：00，赵某，男性患者，25 岁，是贾老朋友的儿子，由两个小伙子护送到疑难病门诊找贾老。患者呈嗜睡状，口中鼾气出，酸臭伴着浓酒味。

家人代诉："患者这段时间有口臭，心情也不太好，今天上午和几个朋友在一起喝酒过量，回到家中还要喝酒，并胡言乱语，胡乱走动，经劝说到医院检查身体。他非要找贾老查病。"

贾老接受患者的请求，一边诊脉，一边劝说："你是个非常懂事的孩子，我们是好朋友，你很听话，今天我一定给你好好诊治，就在这儿喝点药，一会儿就好了。"他的脉象弦滑，舌质红苔黄腻。

贾老告诉小于医生到药房找瓜蒂散，但是没有找到，暂时缺货。贾老又告诉小马医生说："你去门口小餐馆借 20g 食盐，炒一下，回来化两口杯水，让其喝下。然后让家人把他带到卫生间。"服后过了十几分钟，患者便吐出饭食酒水一大盆，头上还冒着汗，休息片刻，果真一切如常。

◎ 案例 2

患者，女，28 岁。曾于 1 年前因失恋患精神病，时轻时重，多方医治无效，近日加重，由亲友介绍来诊。证见精神抑郁，表情淡漠，喃喃自语，语无伦次，时而悲哭，时而欢笑，不知秽洁。诊其脉弦滑，舌苔厚腻。病属狂证失治而为癫，而邪实正虚，痰蒙清窍。贾老建议住院治疗，进院后，贾老取瓜蒂散 3g，用淡豆豉 30g，煎汤送服，并嘱小马医生值班配合护理，一级观察护理。服药后约半小时，即开始呕吐，两次吐出痰涎约 600ml，当晚安然入睡。

二诊，次日醒后感觉全身轻松，有问必答，脉象弦滑，舌红苔稍薄。贾老回到办公室说："该病正如'炉烟将息，恐灰中有火复燃。'需要巩固疗效。"随即开了"顺气导痰汤" 2 剂。

三诊：三天后查房，她面带笑容，客气地对贾老说："贾老专家，听说你是神医，你说我有没有生病，前几天我想不通，一直想报仇恨。来到这儿你给我喝了些'迷魂汤'，现在有些困乏，我觉得也没有什么病。不想给父母再添麻烦，想回家疗养。"

贾老对她说："你身体不错，是个优秀的姑娘，没什么大病，只是有些胃病，吃饭、睡觉不好，身体已经瘦了，要听妈妈的话，赶快把胃病治好，好孝敬父母。你可以回家，我给你带点简单的药，再吃5剂胃病就好了。"

她说："可以，可以，我听你的！"于是贾老在上方基础上又开了5剂中药巩固疗效。

3年后随访，一直未再复发，也上了班，还被评为单位的先进工作者。

◎ **案例3**

患者乔某，男，56岁，教育工作者，原是一初中校长。患肝硬化2年余，曾在北京、西安、太原等地诊疗过，屡治不效，日渐加剧，并出现过3次昏迷，家人已准备好后事。但患者和家人仍不甘心，到处求医。抱着试一试的态度，通过友人介绍来找贾老救治。家属带来了近期检查资料，肝B超显示：肝右叶厚87 mm，长100 mm，右叶肋下长79 mm，厚148 mm，肝内光点分布不均匀，血管走向不清，整个肝脏呈地图样改变。CT所见：肝叶增大，边缘隆起，后段见多处低密度区。实验室检查：AFP（甲胎蛋白）达 1000μg/ml（参考值＜10μg/ml）。诊断为：早期肝硬化、占位性病变（重型）。

查体：形体消瘦，全身黄染，胸腹胀大，呈半卧位，肝大边缘不清，右上腹有一肿块如拳头大，按之抵手，有压痛，固定不移，质地坚硬，凹凸不平，胸胁及右上腹部胀痛难忍，疼痛剧烈时头冒冷汗，面色少华，巩膜黄染，肌肤甲错，且有低热、乏力，大便不通，小便短赤量少。胃口不开，口舌干燥，因腹胀不敢饮水，舌边见有瘀斑点，舌下静脉暗紫，苔黄腻中厚，脉弦细数而涩。

在检查过程中，患者一边呻吟，一边用低微的乞求声说："贾老，你千万得想办法救救我，别让我再受罪，我一辈子操劳培养了多少人才，还不得好报……"

贾老答："没问题，我一定给你想办法。"查完后，贾老对家属说："咱们的愿望是一致的，可是这个病我也没有什么把握，只能尽力试一试。"

家属："可以！可以！"

贾老："现在让小马大夫给你办个手续，他会告诉你家属护理注意事项，带上药你们回家观察，以后有什么事情及时和小马大夫联系。"

家属和患者商量后，同意贾老的意见，便带上瓜蒂散和两剂中药回家了。

当天就开始用药。11：00服了第一次瓜蒂散3g，半小时后开始口吐痰涎，鼻流黄水，头冒黄汗，2小时后患者乏力甚，继续吐痰涎，让患者服麝香20 mg，继而头汗止，有口干欲饮，让其喝甜蛋汤（即在开水里加上稀面糊烧制的稀汤，再加入碎鸡蛋花，不再加其他任何物品制成）一小碗，没有吐，安然入睡。到下午

15：00 许，患者要吃东西，又喝甜蛋汤一小碗，又入睡。下午 18：00 服带回的中药首剂，晚 19：00 又喝汤一小碗，尿量也增多，一夜安然入睡，喝过 1 次水，尿过 1 次。次晨，精神好转，自己主动从床上坐起。06：00 又服了第 2 次瓜蒂散 2g，口中仍有痰涎不断流出，08：00 又喝麝香 20mg，随即又喝汤半碗，09：00 服了第 2 次中药，到中午就尿了 3 次，腹也变软，自己也能翻身转侧，病大减。

第 3 天，患者和家属又来到疑难病门诊复查，对贾老更是万分感激，说："用了您的药，我看自己有救啦！只不过就是用药后吐痰太难受。"

贾老又按其脉，弦缓，舌淡红苔变薄，开了愈肝汤（贾老自拟经验方）。**方药：当归 10g，丹参 20g，赤芍 10g，桃仁 6g，制鳖甲 15g，山甲珠 15g，牡蛎 20g，广郁金 10g，茵陈 10g，京三棱 15g，莪术 15g，半枝莲 20g，八月扎 20g，车前子 10g，二丑 10g。5 剂，水煎服。**

之后患者在贾老处调理了半年之久，今已 5 年过去了，乔老师的身体一天天好起来，后来又被聘到一家私立中学教务处任职。

我们实习医生对贾老治疗的几个急危患者不得其解，既好奇又惊讶！一致认为贾老用葫芦素（瓜蒂散）很有诀窍，他治很多危证都是药到病除，立竿见影，救死复生，这成为了贾老的宝葫芦。

贾老的宝葫芦——瓜蒂散运用的秘密

今天开始由贾老讲一讲他的宝葫芦——"瓜蒂散"的临床应用。

病案虽有一二三 须搞明白是关键

◎ **案例 1**
小赵平时饮食不节，素有宿食，今又暴饮烈酒，肠胃不适，积成湿热，宿食停滞，形成胃满不适，嗳气秽腐。《素问·阴阳应象大论》云："其高者，因而越之。"故治疗时应把握病机及病位，即病变部位在上者，及时用吐法治疗，疗效则迅捷。

◎ **案例 2**
患者是一位年轻女士，因七情所伤。正如《证治要诀》所说："癫狂由七情所郁，遂生痰涎，迷塞心窍。"故由思虑过度损伤心脾。脾失健运，痰涎内生。继而痰随气火上扰，蒙蔽心窍，逆乱精明，如《素问·至真要大论》提出："诸燥狂越，皆属于火。"故致癫狂形成。治疗应以豁痰解郁，荡涤痰火，开窍为主，一般都会药到病除。

◎ **案例 3**
属于痞气、癥结范围，多因饮食不节，情志失调，使脾胃受损，纳运失调。湿浊痰饮留阻肝络，加之邪毒伤肝，肝失调达疏泄，气滞血瘀，久而成积。治宜首当清热利痰湿，则能除邪以达疏肝解郁之目的，故用瓜蒂散，屡见功效。次当活血化瘀，消积止痞，方能治本。

吐法优越适六证　铭记儒门八不用

"吐法"根据文献记载主要用于"急症""实证"。《注解伤寒论》卷八中指出："大法，春宜吐。""病胸上诸实，胸中郁郁而痛不能食……，此可吐之，吐之利则止。""宿食在上脘者，当吐之……"总之，适应证可归纳为以下六方面：

1. 痰滞胸膈　痰滞胸膈，阻闭清阳，蒙犯清窍而为病。证见痰涎壅遏，头目眩晕，胸闷不舒，喉间痰阻，或吐痰涎。甚则牙关紧闭，口噤难开，双手紧握，气粗鼻塞。舌常苔白腻，脉象迟滑。宜用吐法，使痰涎涌出，清阳则通，阴阳交汇，病可祛除。

2. 热毒阻喉　风火淫邪，时疫之毒，内犯人体，停阻咽喉，引发病促。证见高热不解，喉咙肿痛，闭塞气息，面唇绀红，痰鸣如锯，手足厥冷，病势危急。或内塞不通，外无形迹。喉肿大如鸡卵，多痰而喘，气塞不通。均可使用吐法吐出上焦风火痰毒之邪，会有捷效。

3. 宿食内停　由于饮食不节，暴饮暴食，或食硬物难化，滞食难消。食停上脘者，宜吐法而越之，一吐而愈。

4. 胃脘痈疡　胃脘生痈，时吐腥臭之脓血，可因势利导，按《金匮要略》"呕家有脓不须止呕，脓尽自愈"的原则，不可止吐，使脓尽自愈。

5. 误食毒物　由于误食毒物，或服毒，毒物初下即发觉者，毒在胃脘，中毒不深，可急用吐法。吐出毒物，减轻中毒，若中毒症状出现，不可单施此法。

6. 瘀结上部　瘀血毒物，滞结头胁之间，证见：头痛频发，胸胁久痛，病程缠绵，百药罔效，或双目暴盲，瘀血内阻，可用吐法与活血化瘀法配合使用，把握时机，中病即止。

总的来看，吐法适用于：停痰、宿食、毒物淤滞，停于咽喉、胸膈、胃脘者，诸如：中风、痰厥、喉痹、干霍乱、宿食、头痛、暴盲等疾病。

至于吐法的禁忌证：根据《儒门事亲》记载，主要有以下几个方面：性情刚暴，好怒喜淫，信心不坚，病势临危，自吐不止，老弱气衰，亡阳血虚，诸种血证等。

现代医学认为：对老弱、孕妇、产后、肺结核、心脏病、高血压、出血症等患者，均不宜用此法。总之，吐法必须辨证明确方可使用，切不可孟浪从事。

手有大法是有用　掌握细节才可用

1. 吐法是一种应急措施，用后迅速见效为佳。只能暂用，见吐即止，不效须臾再用，不可久服。

2. 用催吐药后要进一步调理脾胃，切勿进食油腻及不易消化的食物。

3. 如服药后呕吐不止者，如何处理？大抵有以下几种：①服瓜蒂散呕吐不止者服麝香 10～20mg 解之；②服藜芦呕吐不止者服葱白汤解之；③服胆矾呕吐不止者服甘草贯众汤解之。此处详情参阅有关资料，且勿盲动。

最后，催吐过程因为肺气上逆，一般都要出汗应选择好合适的环境，要注意勿令受风造成并病。

按：中草药催吐法的应用：随着社会的发展，科学的进步，再加上催吐药比较峻烈，使用时存在着一定的副作用，近年来临床上常以一些新的方法，如洗胃、肌内注射（盐酸阿朴吗啡 5～8mg ，但有中枢神经系统抑制症状者不宜使用）等取而代之，所以当今的年轻医生临床上没见过，更谈不上使用；而且大众百姓也认为该法不科学。以上种种原因造成临床应用甚少。但它确是中医的瑰宝之一，在实际情况下，为了抓紧时间抢救病人，还是一种简而易行，行之有效的办法。只要把握好病症和时机，常常可以起到立竿见影之捷效。

临床上如过量饮酒、误食毒物、停痰宿食等症不少见，可以应用。为了更好掌握"吐法"的应用，可以参考阅读金元时期张从正的《儒门事亲》一书。

临证时，也有些学员提出喝了催吐药而不吐怎么办？其实很简单，就是需要导引。过去用鹅翎、鸡翎，但是这些东西既不方便又不卫生，所以现在临床一般用压舌板、筷子就行，如果患者配合，把自己的手洗净用示指或中指压舌探吐即可生效。

"吐法"源流简说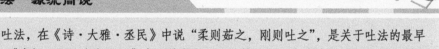

吐法，在《诗·大雅·丞民》中说"柔则茹之，刚则吐之"，是关于吐法的最早记载。《素问·阴阳应象大论》中"其高者，因而越之"一直奉为吐法的主要理论根据。汉朝张仲景精于伤寒，亦重视吐法，在《腹满寒疝宿食病脉证治篇》说："宿食，在上脘，当吐之，宜瓜蒂散。"南宋许叔微《普济本事方》记载："恪守经方，尤有发挥，屡用吐法治中风风涎潮于上膈、气闭不通证。"金元时期的张从正在《儒门事亲》记载：以汗、吐、下三法见长，标新立异，是将吐法应用得炉火纯青的医家，力倡"凡上行者皆吐法也"，其"引涎法、漉涎法、嚏气法、追泪法"皆归于吐法。能独探吐法之奥旨，屡起大症。他的"凡在上者皆可吐式"，既有《内经》之规范，又极大拓宽了吐法的治病谱。清代程国彭的《医学心悟》首次将吐法列入医门八法，给吐法应有的一席之地，对吐法的发展，功不可没。近代名医蒲辅周在《蒲辅周医疗经验》中提出"吐而勿缓"的原则。即抓住时机，急击勿缓，才能获效。总之，古人的经验非常宝贵，我们应当认真学习，发扬光大。

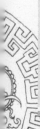

◎郎中秘藏单验方

1．治鼻中息肉　陈瓜蒂，捣为细末，每次 0.1g 以羊脂调和，以药敷息肉上，每日 3 次。一周有效。

2．治疟疾，不问新久　瓜蒂二七枚，捣为粗末，水渍一宿服之浸液，一次可效。（《千金方》）

3．治黄疸不除　取瓜蒂研为细末，米汁和丸，如大豆许，纳鼻中，令病人深吸取入，10 分钟后鼻中黄水流出。每天 1 次，每次一鼻孔，每次 1 小时，轻者一次见效。重者也不过 3 次。体质虚弱者慎用。用后体困注意调理。

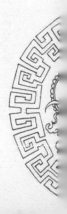

笔记四 尊古方前人有证 取众长开拓新章

通过这几天学习"吐法的临床应用"，我们几个实习生对"吐法的临床应用"有了初步的了解，特别又听了贾老的一席话，其中 "熟能生巧""温故而知新"这些话题，引起了大家的关注，也就是说到临床上若不能具体运用，讨论效果时就只能张口结舌了。

 ## 学古人掌握吐法　近临床把握原则

贾老教授了催吐方药的用法，又给我们做了指导："据历代文献记载，大致有方九首：《伤寒论》瓜蒂散；《儒门事亲》三圣散；《本草纲目》参芦散；《千金要方》烧盐探吐方；《普济本事方》稀涎散；《丹溪心法》通关散；《医方集解》甘草常山散；《医方集解》如圣散；《景岳全书》吐法等。

效力方面可分三大类：一是催吐力量较温和的有 "参芦散"；第二类是催吐力量较强的，如"瓜蒂散""三圣散"；第三类是用于急救的，如"通关散""如圣散"等。

从用法上来分，可分为口服和吹鼻两大类。大家可以根据这个线索再看看古书，看古人是怎么说的。我们临床使用时就有把握了。

《注解伤寒论》中的吐法

一天后，我们各自拿出自己的读书笔记。我和小于看的书是《注解伤寒论》，其中"辨可吐第十九"一节有五条关于吐法的内容，即：

一、凡用吐汤，中病即止，不必尽剂也。

二、病胸上诸实，胸中郁郁而痛不能食，欲使人按之而反有涎唾。

三、下利日十余行，其脉反迟，寸口脉微滑。此可吐之，吐之，利则止。

四、宿食，在上脘者，当吐之。

五、病人手足厥冷，脉乍结，以客气在胸中；心下满而烦、欲食不能食者、病在胸中、当吐之。

其中第一条提出吐法的应用方法，第二、四、五条指出吐法的适应证。在六经病太阳类证中实际应用吐法者为两条，其中两条有法有方，均用瓜蒂散方。

从《伤寒论》教材看第 166 条："病如桂枝证，头不痛，项不强，寸脉微浮，胸中痞硬，气上冲咽喉，不得急者，此为胸有寒也，当吐之，宜瓜蒂散。"仲景将本条诸症之病机归为"胸中有寒也"，示痰饮之类阴邪阻塞于胸。属前所言"胸上诸实"，故用吐法。第 355 条即"辨可吐一节"。

第 5 条，所异者只是"客气在胸中"，易为"邪结在胸中"参考《金匮要略》"脉乍紧如转索无常者有宿食也"之言，可能挟有宿食，阻滞气机，导致痰厥，而见手足厥冷，按前之第四条，"当须吐之"，亦用瓜蒂散。

该条还可与《金匮要略》"宿食在上脘，当吐之，宜瓜蒂散"互参。至于第 324 条，虽症状表现不同，但仲景认为"此胸中实，不可下也，当吐之"，虽未出方，参合前两条意，亦可用瓜蒂散。

观此二条，其邪之位均不离于胸，而皆为实邪，而用同一治法，可以互参。其与前"辨可吐"一节所言相合，可以说是其言的具体应用。

仲景《伤寒论》中吐法所用方，主要是瓜蒂散，其中瓜蒂极苦，赤小豆酸平，正合《内经》"酸苦涌泄为阴""湿气在上，以苦吐之"之意。仲景又恐伤其胃气而以香豉汁合服借谷气以养胃。以吐祛湿，可以佐证。

🌀 《儒门事亲》中的吐法

小马她们几个看的是《儒门事亲》，卷二原文是：

夫吐者，人之所畏。且顺而下之，尚犹不乐，况逆而上之，不说者多矣。然自胸以上，大满大实，痰如胶粥，微丸微散，皆儿戏也，非吐病安能出？仲景之言曰：大法春宜吐。盖春时阳气在上，人气与邪气亦在上，故宜吐也。涌吐之药，或丸或散，中病则止，不必尽剂，过则伤人。然则四时有急吐者，不必直待春时也。但仲景言其大法耳。

今人不得此法，遂废而不行。试以名方所记者略数之：如仲景《伤寒论》中，以葱根白豆豉汤，以吐头痛；栀子浓朴汤，以吐懊；瓜蒂散，以吐伤寒六七日，因下后腹满无汗而喘者。如此三方，岂有杀人者乎？何今议予好涌者多也？

但《内经》明言：高者越之……今予骤用于千载寂寥之后，宜其惊且骇也。惜乎黄帝、岐伯之书，伊芳挚仲景之论，弃为闲物，纵有用者，指为山野无韵之人，岂不谬哉？予之用此吐法，非偶然也。凡见病之在上者，诸医尽其技而不效。余反思之，投以涌剂，少少用之，颇获征应。既久，乃广访多求，渐臻精妙，过则能止，少则能加。一吐之中，变态无穷，屡用屡验，以至不疑。

看来张从正总结前人经验，弘扬光大，临证用吐法，得心应手，恰到好处。正如他说："予之用吐法，非偶然一也。凡见病之在上者，诸医尽其投而不效……一吐之中，变态无穷，屡用屡验，以至不疑。"信不殆也。下面介绍张从正的三个案例：

◎ 案例1

张从正的一个旧交因为三年前的一个夏天喝了数升冷酒，在左胁下逐渐形成一个积块，积块越来越大，并感胀闷疼痛日益增加，针灸、按摩、汤药，各种治疗方法都试过了，可是都没什么效果，病情不断加重。张从正诊察了他的脉象，发现他的双脉都沉实有力，于是认为是冷酒积滞在体内不化而造成，便给予独圣散（瓜蒂为末，每用 3～6g，用齑汁调服。齑汁指的是腌菜的汁水，味咸苦，有涌吐作用）催吐。结果患者服药后吐出两三升液体，颜色就和三年前喝下去的冷酒类似，甚至还有酒香。然后，张从正再给予和脾祛湿的药物，共调理了三五天，这样通过吐法，治愈了缠绵三年的痼疾。

◎ 案例2

一僧人每天四更后心头发闷，而且自觉像有巨石压在胸口一般，不能安卧，一定要到寺院中行走才能得到缓解，大家都不知道是什么病。时间长了，这僧人自己也习以为常了。这天巧遇张从正，僧人知道张从正擅长治疗各种疑难杂症，于是把自己的这个怪病讲给张从正听，张从正说，这是胸膈间有痰积，只要用吐法吐去痰积，病就会消失。果然，用涌吐药后，那僧人吐出像黑矾水一样的胶涎一两升，吐完就觉得胸中像搬去了一座大山，感到无比轻松，每天四更发作的怪病也就此治愈了。

◎ 案例3

一妇人年轻时因为大哭后喝了大量的冷水，饮后又马上睡觉，这样便留下了一个疾病，自己感觉有水停留在心下（人体胸骨的剑突下方称为"心下"，并不是在心脏的下方），并有胀闷疼痛，已经有二十多年了。期间针灸、汤药用了不计其数，不但没有好转，疾病反而有加重的迹象，并且饮食日益减少、积水逐渐增加，每月要发作五七次。每次发作的时候，心下以及腹部都坚硬如石，如果用手去按，则剧痛难忍，并有漉漉的水声。张从正诊脉后发现，病人的寸脉特别沉而且迟，这是因为胸中有痰的缘故，只有用吐法才能取效。于是用瓜蒂散（瓜蒂、赤小豆、人参、甘草）吐出胶痰六七升。过了几天，再用瓜蒂散吐出痰水将近一斗，又过了几天，又用瓜蒂散吐出痰水数升。在吐的时候，患者全身汗出如洗，三次吐完，心腹的积水全部消失。然后张从正又给予健脾祛湿的药物调理了一个月左右，疾病基本治愈。

贾老对张从正的观点又作了分析：

从这三个案例中，我们不难看出，吐法在治疗饮食、痰涎等积滞在人体胃脘以上部位的疾病时，有着其他方法无法替代的作用，吐法如果运用得好，就具有起沉疴、愈重病的神奇效果。

张师在"凡在上者皆可吐式"中系统总结了运用吐法之依据，可用吐法之病证，吐法之常用药，祛痰的方法，吐后之调护，吐法之禁忌证等，使吐法的理论得以完备成熟。他在实践中大胆拓宽了吐法的应用范围。除邪在上、在表之实证外，他还将吐法用于沉积水气、小便不通等二热癃闭、上下不通之证；癫、狂、瘿瘤等顽痰所致之证；沉积不消、不孕等气滞血阻之证。除将吐法用于体实之人外，在体虚之人、妇科、儿科也有用之。据统计，张氏运用吐法治疗各种病证达50多种。

张师用吐法，疗效俱佳，《十形二疗门》载医案139个，单用吐法，占30%；吐下兼用，占40%；吐汗下三法并用，占5%；三者共占75%，可见张师用"吐法"之广大。

虽然张从正将吐法适应证范围拓宽了，但观其涌吐案例，从本书都能找到邪实在上之证据，并没有越出《内经》的规定。

如曾治一妇女"笑不止，病半年，众医束手，遇张从正，用沧盐一两，火烧通赤，放冷研细，以河水一大碗，同煎至二五沸，放温分二次啜之。以钗探于咽中，吐出热痰五升，次服大剂黄连解毒汤。不数日而笑定。"张从正分析："《内经》：神有余者，笑不休。此所谓神者，心火也。火得风而成焰，故笑之象也。五行之中，唯火有笑矣。"观此病并无明显实邪的征象，但张从正根据"笑"这一症状，判断出此证病位在心，乃因感风邪，煽火灼津成痰，痰阻气机，因此涌出热痰，病则痊愈。

可见，张从正所述"涌吐之病证"和仲景一样都是排邪不畅的实证，吐法仍然仅作为排除上部积邪的手段。张从正与仲景不同之处在于他引申了吐法的概念，指出："引涎、漉涎、嚏气、追泪，凡上行者，皆吐法也。"也就是说，他将喷嚏、流泪也作为排出机体上部积邪的手段，而统称吐法，这是对《内经》"其高者，因而越之"更深刻的理解和应用。从临床上看，由于呕吐对机体的强烈刺激，常导致病人在呕吐的同时汗、涕、泪皆出，因此，张从正的引申是非常符合实际的。

再谈吐法用药

张从正所用涌吐药共计36味，分为三类，有一般涌吐药14味，如瓜蒂、常山、皂角、远志、郁金、芥末、藜芦、白矾、绿矾、胆矾、铜绿、青盐、沧盐、人参芦等。现在临床还经常使用。第二类为变相涌吐药，可引涎、漉涎、嚏气、追泪等上行者，有6味。如葱根须、牙硝、轻粉、蝎、薄荷、谷精草等。但这类药的服用方法很有讲究，应慎重使用。第三类为酸苦涌吐药，也取了6味，如大黄、黄连、黄芩、苦参、薤白汁、饭浆等，取"酸苦涌泄为阴"的特点，达到涌吐之效果。

值得注意的是，有些涌吐之药有毒性，正如张从正在《儒门事亲》卷一中指出：常山、胆矾、瓜蒂有小毒，藜芦、芫花、轻粉、黑附子有大毒。因此，在临床上应该注意。

◎郎中秘藏单验方（解毒经验方）

1．复方制剂

（1）催吐解毒汤（明·武之望《济阴纲目》）

[药物组成]甘草60g，瓜蒂7个，玄参60g，地榆15g（或苦参30g）。

[用法]水煎服，每日一剂。

[功效]催吐排毒。

[主治]急性中毒。

（2）三圣散（金·张从正《儒门事亲》）

[药物组成]藜芦6g，防风10g，瓜蒂6g（或胆矾6g）。

[用法]以水两碗，煮取一碗半，去渣顿服。

[功效]催吐解毒。

[主治]急性中毒。

（3）二花解毒汤

[药物组成]绿豆50g，紫花地丁20g，野菊花12g，金银花10g，甘草6g。

[用法]水煎服，每日一剂。

[功效]解毒清热。主治急性中毒。

（4）绿豆甘草解毒汤

[药物组成]绿豆120g，生甘草30g，丹参30g，连翘30g，石斛30g，白茅根30g，大黄30g。

[用法]水煎服，日夜各一剂，必要时每6小时一剂。

[功效]和胃解毒。主治急性中毒。

2．解毒方

（1）甘草洗胃液：生甘草250g，加水适量，煎两次，取汁2500ml，加入滑石粉60g，黄豆面60g，捣浆，澄清后，洗胃或内服，功能解毒祛邪。

（2）天仙子1g，洋金花0.5g，水煎服，适用于有机磷农药中毒之早期。

（3）绿豆、白糖适量，煎水口服。功能解毒扶正，用于较轻型有机磷农药中毒或重度中毒之恢复期。

（4）车前草、白茅根各30g，水煎服。功能利水排毒。

（5）鸡尾草120g，金银花150g，生甘草60g，水煎服。功能解毒祛邪。

（6）番泻叶10g，泡水服。功能是通过通便排毒解毒。

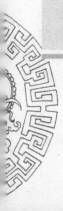

尊古法掌握原则　施临床拓展范围

贾老常说：我们现在做医比古人容易多了，前有辙，后有路，就是照着前人的路走，我们也就成功了。我们不但要爱学，还要善于实践，因为实践才能得到真知。下面再回忆一些以前治病的故事。

食盐探吐治休克　起死回生真不错

1978年9月的一天，老家一个亲戚刘女，33岁患了疟疾，家中一老奶奶找来一个偏方——吃鸡治疗疟疾。结果连吃两只雄鸡，从此，不饥不食不大便，喝引吐逆，病情逐渐加剧，三天后不省人事。于是请我就诊。诊见患者躺在席上，已穿好寿衣，待气绝即入殓，患者双目紧闭不语，二便不利，四肢如冰，脉伏不出，唯胸口尚温，呼吸微细，时一张嘴，欲喝凉水，饮后巨吐，舌苔厚腻白滑。按之脘部坚硬如石，患者微知疼痛，遂致如此。由于家居山区，单门独户，去医院也没人抬，交通也不便，家人要求我想想办法。当时也没什么药品，无奈，我只好死马当作活马医。我想患者是脘部硬，便不通，是胃中有实，应当宣通壅塞，涌吐破积为是。故让家人取食盐50g，将食盐放锅内炒红，加凉水三大碗，兑入鸾鸽便少许，分三次温服。服药后用手指探喉，令其呕吐，三次服药后吐出鸡蛋黄样黏痰一碗多，随即大声呻吟，双目张开，神清能言，此后再不渴呕。接着服一碗稀面汤而舒畅。以后每天用流食和半流食五六次，以善其后维持一周，痊愈。

> **按：** 患者因食鸡使中焦阻塞，上下不通，清气不能上升，蒸发运化，故口渴引不止，中脘痞塞不运，故饮水入胃即吐；浊气不降，故二便俱闭；阴阳交混故四肢冷如冰，既不能食入又不能排出，亦为关格。故用烧盐探吐法，涌吐破痰，宣通壅塞，以调理胃气而病愈。

化吐两法治脑炎　临证施法是可鲜

1978年秋，我接治了一例原发性脑炎病人。曾在某市医院治疗一个月，诊为原发性脑炎，无明显好转。经介绍特来求诊。患者李某，男，19岁，据家属介绍患者深度昏迷已40余日。脑电图意见，中毒性弥漫性病变。曾三次出现呼吸衰竭，肢体僵硬，每日抽搐2～3次，每次持续二十分钟至一小时，发作时自汗，流泪口噤。进食靠鼻饲，小便靠导尿。所住医院劝其转院或回家，家人无奈，前来求治。诊察：脉弦紧，舌淡苔厚腻微黄。我认为还是风痰壅塞，闭阻心窍为患，应当用祛痰开窍的方法治疗。于是，开了一剂中药：茯苓15g，鲜竹沥20g（分次兑服），半夏 10g，陈皮 5g，甘草 5g，瓜蒂散 1g（冲服）。服后 20 分钟，用鹅羽探吐，一次吐痰涎二大碗（约 1000ml）。一小时后仍欲吐反胃，即灌服麝香 0.5g，未及 2 小时，精神平稳，即能言语，神识清楚，抽搐即止，肢体僵硬相继著减。

> **按**：1. 本病诊为风痰壅塞闭阻清窍，以致内不解，外不和，诸症俱作。西医用他法治疗无效，后改用搜风祛痰开窍，并施探吐而获愈。能使重症、顽疾、沉疴立起，皆谓古人吐法之功。
> 2. 该患者深度昏迷已 40 余日，已体衰病危，如若不用中医救逆，后果一定不堪设想。可贵之处是医者在辨证的基础上，能大胆设想用化痰和催吐相结合的办法治疗，方药先用二陈加竹沥汤合瓜蒂散恰如病症，并考虑下一步用麝香，有把握地控制了病程的进展，使急危重症转危为安。

惊恐失语胸壅痰　瓜蒂投之解了烦

在 1976 年 10 月份，有一姓郭的小伙，30 岁，是某玻璃集团送货车的押运员。他们经常从山西往江苏、广东送货。那几天下雪，天冷路滑。有一天夜里，到安徽一带，他们把车停在路边，一行三人有两个司机都在车上休息，后面来了一辆拉煤的大车把他们的车撞到不太深的崖下，车翻了但人员有惊无险，表皮有点外伤，但后面的是车毁人亡。郭小伙当时无事，但白天看到这种情景，起初是身软即而出现昏迷。在当地治疗 3 天后专车接到我院治疗。接诊时失语心烦，四肢发绀冰冷，呈尸体色。先后用低分子右旋糖酐和镇静药物，以及中药宁心安神、祛痰开窍之剂无效。饮食不进，卧床不起。证见面色苍白，精神呆滞，不能言语，以笔代言，胸闷烦躁，欲吐不能，肢冷色白，舌白厚腻，脉滑有力，两寸独大。此痰浊壅塞上脘，急则治其标，先宜涌吐痰浊。方用：瓜蒂散 2g，冲服。服后 20 分钟始吐浊痰碗余，继则泻下秽臭溏便，2 小时又服麝香 0.5g，遂即能言，肢冷好转。诸证减轻。

> **按**：惊恐之后，脏腑功能失调，痰浊内生，阻塞于上，则胸闷烦躁，两寸独盛；清窍被蒙则语言难出；痰浊壅塞，阳郁不达，则四肢厥冷。状似阳微寒盛，而实非也。"邪加诸身，速攻之可也"，故以瓜蒂散投之，果获良效，后用麝香以控后患。

神志惊恐致迷惑　涤痰理神整蹉跎

1977 年初冬，有一董某，女，26 岁，由于她妹妹出了车祸受刺激而昏迷不醒，后经抢救才好转，但由此精神一旦受到刺激就会犯病。心中烦躁不安，一直胆怯惊怕，不敢见人，或悲伤欲哭，睡眠不佳，伴有幻听、幻视、幻觉三幻症，胸中烦闷难忍，经多处治疗两个月病不见减。故来我院就治。当时查得：舌苔白厚而腻，脉弦滑。辨为肝气郁滞，痰浊内阻而上扰心宫。治以豁痰开窍。方药：**陈皮5g，半夏10g，茯苓15g，枳实10g，竹茹10g，郁金10g，菖蒲10g，胆南星10g，大黄6g，生姜10g，大枣6枚**。

服药二剂，大便作泻四次，心胸感觉舒畅，胆也不太怯，幻觉亦减轻。二诊，上方减去大黄和枳实，又服两剂后，突然呕吐痰涎盈碗，从此病证大为减轻，而获痊愈。

> **按**：本案是由情志内伤所导致的神志迷乱。病机是心神内乱而兼有痰郁。治疗重点在于涤痰清热以开心窍，所以用涤痰汤在临床上随证加减，是灵活论治的具体体现。

精神刺激致狂癫　白金有效且无患

1976年3月，患者李太太，53岁，半年前其30岁的儿子酗酒过量死亡，致其精神失常。初起自称青蛇附身，久则幻视，入夜总见室内有碗口粗青蛇数条。其一边惊叫，一边挥刀向墙上地上乱砍，搅得全家不宁，四邻不安。白天患者以手击胸，硬说胸中有碗口大硬物堵塞。经几家医院诊治，用镇静安神西药治疗和民间医生用针灸治疗等，半年过去了还未好转。后经介绍来我门诊求治。余据其病因和临床体征诊为癫症，证属气结酿痰、痰迷心窍。治拟破气开结，豁痰开窍而醒神，方用白金丸，每次5g，日服2次。连服至第3日，吐出痰涎一碗多！用树枝将痰壅挑起2尺不断！再服仍吐，自觉胸中的堵塞感消失。略减其服药量，续服8天，服药后不再吐痰涎，诸证也随之消失，精神完全恢复正常，唯感头晕、身倦。察其面色淡黄，舌质淡红，苔薄白，脉弱。此为邪去正虚。继以饮食调养月余，身体恢复健康，可正常参加劳动。

3年后再次因为忧愁的事致使自觉胸闷满而烦，有点像上次发病之前的感觉，于是急来求治，余为他再配制白金丸一料。其自服一周后，虽未吐痰涎，但胸满心烦完全消散，一切正常。迄今癫症未再复发。

◎**白金丸的制法**

方药：郁金210g，白矾90g。

制法：各研成极细末，过筛，用小麦粉煮稀浆糊将药末和好，团丸如梧子大，晒干即成。

用法：视病情口服，一次3～6g，一日2次，饭前服用。忌辛辣食物。

方义：脾主健运司统血。气结致脾失运，不仅能酿痰还能令其所统之血随着气结而瘀滞。白金丸中的主药郁金味辛苦而性寒，行气解郁而入血分，最善于破气开结通窍而又能活血祛瘀，白矾味酸咸而性寒，驱顽痰而除痼热。两味药互相配合更加强了各自的性能，共行破气开结祛痰活血之功，从而使受痰蒙迷的清窍为之而开，各种精神失常的精神症状也就随之而消失。

> **按：** 临床实践证实，如患者痰邪偏于胸膈上者，服药后就会利痰咳出，如痰邪偏于胸膈以下者，药后其痰将会泄泻而下。白金丸虽只有 2 味药，可对思虑之病却是对症良方。只要证因相符，运用得当，每获良效。需要指出的是：由于思虑作为所致精神病的诱因来势较缓，其病去之也较慢，而且白金丸的药性也平稳安全。所以见效较迟。上边所说的呕痰、泻痰一般要在服药 3～5 天之后方可见效。

🌀 精神失常成分裂　鲁医莽之鲁病泻

患者，鲁女士，年 30 岁，结婚 10 年多，夫妻不和离婚后，1976 年精神失常，六亲不认，治疗一年多未见好转。后来从一位民间医生手中买回 1 剂涌吐中药，强行灌下后，又将其装进一个荆条编制的大筐里，吊在梁上，狠劲地左右旋转以诱吐。患者起初呕吐的多系食物残渣，续则呕吐痰涎。其痰涎的颜色由清变黄（可能系胆汁所染），最后竟变成灰黑色（疑似胃黏膜出血），历时 6～7 小时。放下后，患者一无所知，沉睡一天多方醒。从此未作任何治疗，不足一个月，一切恢复正常。至今已近 40 年，从未复发过。

> **按：** 该患者来自我老家的邻村，此事年时已久，在我老家老年人中已广为流传。当时给鲁女士治病的土医生姓刘，由于他治病鲁猛，人们给他起了绰号叫"鲁医治鲁女"。其患病期间的秽浊不知和痊愈后的正常劳动、生活等情形，都是乡亲所见。我曾经对她当时的病情考察过，明确诊断已说不清楚，但从其病情和病程来分析，属于精神分裂症的可能性较大。精神分裂症的治疗比较困难。半个世纪前，竟有人认为"精神分裂症治不好，能治好的就不是精神分裂症。"该患者能够一吐而愈，关键在于痰吐得彻底。考查所用药物可能是甜瓜蒂和米壳。从中医角度讲，不管外感还是内伤，都能酿痰而蒙迷心窍。呕吐能将痰邪直接逐出体外，受痰迷蒙的心窍自然会随之而豁然开朗。该患者的治疗和痊愈过程不仅充分地显示出吐法在治疗精神病方面的独特疗效，还再次证实了痰与精神病密切相关。至于该患者的痰邪之所以能够一次吐得如此彻底，除了中药本身的催吐作用外，还与旋转的强度和时间有关。**余认为，旋转催吐痛苦大，不安全，已不被人利用。** 本患者在治愈过程中虽然得益于旋转的协助，但毕竟太鲁莽，太危险。他所用的药物也有一定副作用，也不推荐，只是大法可以借鉴。临床宜慎之再慎，切忌草率乱试。

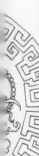

瓜蒂虽能治癫痫　临床误治须警示

我院急诊接治过一例儿童癫痫。患者聂某，男，13 岁。其父代诉：患儿因癫痫多年，久治无效，遂找某医用催吐法治之。于当日下午 14 时服瓜蒂细粉 1g，以温水送服。药后半小时未见呕吐反应，遂再服 0.5g，服后约 10 分钟，即出现严重的脘腹疼痛和剧烈的恶心呕吐，呕吐物为咖啡色液体，内含饭食残渣有一碗（约 500ml），继之呕出鲜血两次，每次大约小半碗（约 100ml），半小时后脐腹绞痛，大便呈稀水样，数次，随即也有鲜血，先后便出四次，均为少量血液，于 20 时急来本院就诊。

查体：急性重病容，精神萎靡，呈脱水貌，血压 5.32/2.66kPa（40/20mmHg），心肺（一），腹软，全腹广泛性压痛，肝脾未触及。急行常规洗胃，插管过程中又因恶心呕出鲜血少量，故改为口服清水洗胃，同时急给补液、升压、输血、止血、抗感染等对症处理，经综合治疗，吐泻停止，再未出血，经 10 多小时的抢救，血压回升到正常，腹痛等症状消失，精神好转，3 日后大便一次，隐血试验转阴，能进少量饮食，于 4 月 25 日出院调治。

> **按**：病在胸膈，宜用瓜蒂散，否则，慎用之。此例癫，并未述及胸膈症状，可能药不对证，且瓜蒂粉生服性烈，服法未尊经方原意。另外还要有麝香防护方可实施。本例患者的问题：一是诊断不明确；二是用药不合理；三是防护不得力而致失误。

痰饮伤食猝无知　旬病更医效变始

1978 年 5 月 7 日，郑某，68 岁，素有痰嗽旧疾，一日饱食两餐，后与人诟詈不胜，猝然而踣，不省人事，急住某院，迄未得效，气息仅属，历十余日而不绝。于 18 日，转到我院救治。刻诊，病者面色暗青，错不知人，时太息，胸腹膨隆，哕声频频，唇部颤动不息，牙关微紧，脉细弦若丝，启口观舌，舌苔腻，质暗红，此为痰浊食积滞塞中脘为恙。余予瓜蒂散 1.5g、麝香 0.15g 调匀灌服，越二时许，吐出酸腐积食，夹杂以大量痰涎，泄下痰沫甚多。翌日二诊时，人事清醒，且能啜粥。觉气短心悸而喘。起坐则头眩欲仆。脉细弦，苔腻而有斑块剥脱。盖吐后脾胃气伤，健运失职，水浊内停，上冲为眩，凌心则悸，冲肺作喘，治以**扶阳涤饮法**：黄芪 30g，党参 15g，茯苓 30g，白术 12g，桂枝 10g，炙甘草 6g，生姜 3g。3 剂而安。

> **按：** 该患者为素有痰浊今有食积加之气滞蒙蔽清窍为患，治宜其高者而越之。因其年迈，故以瓜蒂散合麝香施治方妥。前医不效，与之有关。临证施治，须慎事行施。

下面介绍一例误治病案。

虽有神经官能症　用方施药勿盲动

崔某，女，32 岁，患者既往健康。近 3 年患神经官能症。数日来自觉心烦，郁闷，未用其他药物，仅用民间偏方干甜瓜蒂约 50g，水煎药液半碗，于 1973 年 8 月 5 日晨 7 时许服下。服药后 10 多分钟，出现呕吐，初吐物为黏液水、食物，继而吐绿水、血水。呕吐频繁，吐物总量达 1000ml。当时午后一时许来诊，即刻住院治疗。入院检查：体温 37℃，脉搏摸不清，血压测不到；发育正常，营养中等，神志清醒，面色苍白，大汗，略烦躁，口唇轻度发绀，瞳孔等大正圆，对光反应存在，颈软，心界不大，心音低弱，心率 130 次/分，律齐，未闻及杂音，两肺呼吸音正常，腹部平软，胃脘压痛，肝脾未扪及，四肢末梢发凉，神经系统无异常。粪便常规：见少量白细胞及蛔虫卵。肝功能：碘试验阴性，麝浊 4 单位，锌浊 8 单位，谷丙转氨酶 356 单位。心电图：ST 段、Ⅱ、Ⅲ、aVF、V、V3、V5 均明显下降；T 波倒置；ST 段 aVR 上升；Ⅱ高耸、Ⅲ、aVF 及 V5 也略高。入院后经多方抢救无效，于 8 月 6 日零时 10 分死亡。

> **按：** 1. 瓜蒂为峻猛之药，成人用量在 3g 左右为宜。此例用量为 50g，为超量使用，以至伤人致死。
>
> 2.《伤寒论》中，瓜蒂与赤小豆、淡豆豉煮糜粥共服之，更易催吐；单用瓜蒂则不易吐，或需加量而增加风险。（摘自《新医药学杂志》1976 年 12 期）。
>
> 总之，催吐法，从张仲景《伤寒杂病论》以"瓜蒂散"首开吐法先河。金·张从正对吐法研究达到高峰，张氏善于攻邪，擅用吐法，充分扩大了吐法的治病范围。包括在内、外、妇、儿等科病证的应用，都起到简便易行，立竿见影的效果。
>
> 从以上案例来看，吐法临床应用是比较广泛的，而且是行之有效的，只要对症临床可以大胆使用。为了确保"治病救人"的效果还要唱好四部曲，特别是急性中毒患者，才能渡过安全关。以前的案例，有通过急救苏醒回家疗养，家人大意，一个人留在家里死亡的；还有二次脱水中毒住院的，还有长期体质衰竭引起并发症的，等等。
>
> 有此总结吐法应用四部曲：一明确诊断，二把握方案，三巩固疗效，四追查复燃。首先要做到明确诊断；其次是把握好患病时机，把握好用药措施（如根据患者情况，因人制宜，采取药方、药量、用法，反复二三次等）；第三是要扶正巩固疗效；第四是要追查控制原发病防止并发症。只有这样才能保证"完全彻底，治病救人"的效果。

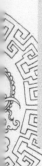

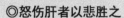

张子和治病的故事

◎怒伤肝者以悲胜之

《儒门事亲》记载："张子和治妇人病，问病人曰：'心欲常痛哭为快否？'妇曰：'欲如此，余亦不知所谓。'张又曰：'少阳相火，凌灼肺金，金受屈制，无所投告。肺主悲，但欲痛苦为快也。'于是，张子和鼓励病人尽量痛哭，其病得以康复。"

◎张子和巧治厌食症

传说金代名医张子和，善治疑难怪病，在当地名声很大。一天，一个名叫项关令的人来求医，说他夫人得了一种怪病，只知道腹中饥饿，却不想饮食，整天大喊大叫，怒骂无常，吃了许多药都无济于事。张子和听了，认为此病服药难以奏效，告诉病人家属，找来两名妇女，装扮成演戏的丑角，故作姿态，扭扭捏捏地做出许多滑稽动作，果然令病人心情愉悦。病人一高兴，病就减轻了。接着，张子和又叫病人家属请来两名食欲旺盛的妇女，在病人面前狼吞虎咽地吃东西，病人看着看着，也跟着不知不觉地吃起来。就这样病人心情逐渐平和稳定，最后终于达到不药而治。

◎通因通用治泄泻

有位李姓官员之妻，产后泄泻1年余，大便垢腻，似涕似脓，每日3～5次，以致四肢瘦削，无力行走而长期卧床。家人遂请来张子和以求诊治。张子和精察诊脉后说："两脉微小却有神，是生脉，可救。"于是，先给予该妇人峻下逐水破气之剂"舟车丸"，少顷，又予健脾下气之"无忧散"三四钱，服后不多时，妇人连下稀软垢腻便四五次。

家人见此颇感不解："病人泄久虚弱至此，岂敢再用猛药？"午后，张子和又给患者服清泻理气逐水之剂"导饮丸"，口渴时，便给五苓散调服。当晚，在家人照顾下，妇人竟可下床并绕床行走。

采用此方法调治1个月，妇人安健如常。

◎郎中秘藏小验方：小小瓜蒂能祛痰

1．治风涎暴作，堵塞气道将息　用甜瓜蒂细末。每用3g，以水调灌服。一次即可。服之约10分钟，涎可自出，若涎未出，含砂糖一块，下咽，涎即出。注意患者须右侧卧位，口中易流出痰液，或及时从口中抽出痰液。

2．诸癫痫涎涌　用瓜蒂炒黄为末，每次用量3g左右，一次即可。以酸菜水100ml调服，催吐即愈。不效隔日再用。

笔记五　去苑陈莝通为用
六经实热取阳明

　　贾老的专家门诊，1 年来只有小于、小马和我跟随学习，近日又来了两名实习生——小邹和小邵。我们经常在一起研究和讨论。今天正在研究贾老从医院档案室拿来的 4 个案例，我们都搞不明白——"两个糊涂，两个莫明其妙"，这 4 个案例如下：

　　◎ **案例1**

　　患者，男，67 岁，1978 年 12 月 18 日入院，5 天前中午吃扣肉一大碗，当天晚上即感上腹部不适，恶心、呕吐，吐物酸腐，伴腹胀而痛，急到当地医院就诊，按急性胃肠炎治疗。并服旋覆代赭汤 4 剂，病情不减。故又转入我院治疗。在急诊科请贾老会诊。

　　查体：腹胀痛拒按，呕吐不能进食，潮热、意识模糊，谵语，发病后未曾大便，口唇干裂，舌苔黄燥，脉沉实。体温：38.9℃，肌肤干燥，眼窝凹陷，腹部可见肠型，肠鸣音亢进，可闻及气过水声。血象：白细胞 13×10^9/L。外科诊为急性肠梗阻，建议手术治疗。由于年迈体弱，家属不同意手术治疗。故请中医科贾老设法治疗。

　　贾老认为："此乃阳明腑实证。"急予大承气汤 1 剂，鼻饲灌服，以去苑陈莝，荡涤燥结，急下存阴，以通为用。处方：**生大黄 15g（后下），芒硝 10g（冲），厚朴 15g，枳实 15g**，服药 3 小时，导引灌肠，排出黑色稀便 2 次，其中夹杂燥粪 5～6 枚，得矢气、意识渐清，腹痛呕吐缓解。2 天后痊愈出院回家。

　　◎ **案例2**

　　患者，男，50 岁。曾患原发性高血压 10 余年，平日头痛、头晕、耳鸣。3 天前酗酒饱食，头痛剧烈难忍，搏动欲裂，目眩难睁，视物不清，站立不稳，肢体震颤，耳鸣如潮，伴口苦口干，上腹胀痛，大便不通，血压 230/130 mmHg，当地医院诊为高血压危象。经利尿降压等治疗效果不明显，故特邀贾老就治。

　　查体：精神不振，痛苦面容，面色潮红，呼吸气粗，上下肢不自主震颤，心界向左下扩大，心尖区闻及Ⅲ级吹风样收缩期杂音。上腹压痛，腹部膨隆，舌质红，苔黄厚，脉沉弦数，血压 210/130 mmHg。视网膜出血、渗出、视盘水肿。

　　证属里热炽盛，肝火上扰。治拟釜底抽薪，通腑泄热，导火下行。处方：**生大黄 12g（后下），枳实 10g，厚朴 10g，芒硝 10g（冲）**。

服药1剂后，大便数次，排出羊粪样便，腹痛顿失，头痛大减，诸证减轻，血压 190/110 mmHg 。继服药1剂，头痛除，精神好转，血压 160/95 mmHg，除微感眩晕耳鸣外，余证悉除。

◎ 案例3

患者，男，50岁，1976年8月15日就诊。患者平素体健，偶然感到胸腹满闷，食后尤甚，2天后病情逐渐加重，继则喘急，抬肩不得卧，腹部胀满，拒按，3天未解大便，身热，口渴能饮，小便短赤，汗出。诊得脉象实大而数，苔黄厚腻，投以大承气汤：**大黄12g（后下），厚朴12g，枳实12g，芒硝10g（冲），瓜蒌15g。**服1剂后，泻下大便较多，喘息随之而愈。

◎ 案例4

患者，男，38岁，1976年8月26日就诊。夏秋之季因染痢疾，日下20余次脓血便，里急后重，腹痛阵阵，发热而渴。就诊前曾在某医院用中西医治疗，次日痢止。但隔日又现腹痛大作，发热欲吐，口干渴，里急后重，欲便不能，痛苦万分。

诊其脉数而有力，苔黄厚腻，舌红质绛。此是因痢虽止，但湿热之毒郁于胃肠，无所出处。拟投大承气汤1剂，泻下数次脓血便，次日诸证皆除。

指导老师让实习生先了解一下案例，快嘴的小邵说："贾老真有意思，不论什么病都用大承气汤。"小邹说："贾老用大承气汤肯定有绝招。"小于说："大承气汤的指征是痞满燥实坚……"小马说："你们说的都有道理。贾老治疗多种病，只要涉及阳明腑实证，常会用承气汤治疗，这是贾老的独到之处……"

在周六的研讨会上，针对这4个案例，贾老对于"下法"的临床应用作了如下总结。

🚢 欲知下法先识别

"下法"是中医治疗疾病的重要方法之一。所谓下，就是使用泻下方药，让机体排便作用增强，从而达到治疗疾病的目的。"下法"起源于《内经》，发展于汉代，兴盛于明清。历代医家对"下法"十分重视，也积累了丰富的经验，临床应用亦十分广泛。近年来，**"下法"在急腹症、急性传染病、内科和五官等其他科疾病方面，都取得了突出的成就，**更引起了广大医务工作者的普遍重视。目前，"下法"在临床应用与实验研究等方面，都取得了较大的进展。我们也应该很好地去学习和研究。

🚢 再用下法祛里邪

所谓"里实证"既是"里证"，又是"实证"。此指人体正气强，感受的邪气亦盛，正邪交争处于十分激烈阶段。对于这类病证的治疗，应抓紧时机，以攻邪为主，因邪气去则正气自复，故以下法最为适当。但我们必须把"里实证"弄明白方可，首先要从病因、病机方面去认识，归纳起来有以下几个方面：

1. 外邪盛，邪气由表入里，或新感引动伏邪，病证初发即见"里实证"。

2. 内伤七情，饮食、劳倦等因素，直接影响脏腑气血功能失调，以致出现气血壅滞，脏腑不通，进而使机体内产生痰饮，水湿、瘀血、虫积、食积等病邪停滞的"里实证"。

3. "里实证"的产生，除了上述致病因素外，人体正气强盛，抗病能力较强是形成"里实证"的必要条件。由于邪实正盛，正邪相争，因此机体才会出现正邪相争的"里实证"的种种表现。

总之，"里实证"是外感邪气、内伤情志、饮食，使脏腑气血功能严重失调所致。其病机是人体正气盛，正气抗邪，邪正交争。因此正气盛和邪气实是形成"里实证"的两个重要条件。

🍵 掌握原则才可接

不管干什么事情都要掌握原则，才可接触执行。**就"下法"来说，主要用于"里实"，其表现主要是结和停。**也就是有热结、寒结、燥结和水饮内停的不同，治法也因而有异。**大抵热结治宜寒下；寒结治宜温下；燥结治宜润下；水饮内停宜攻逐水饮。**然而，又因里实证病情复杂，结有轻重缓急及兼证的不同。故在临床应用时应加以辨清寒热程度以及有无兼证等，才能做到下得其宜。

🐛 原则之外有防戒

1. 凡年高体虚、新产血亏或病后津伤，以及亡血之人，虽有大便秘结的症状，切不可专事攻下，免犯"虚虚"之戒。

2. 若是孕妇需用泻下剂，须谨慎从事，严防伤胎流产之变。

3. 凡服泻下剂后，不免耗伤胃气，故对油腻硬物及一切不易消化的食物，都不宜食用。

4. 泻下剂是一种攻伐的方法，中病即止，切忌过量伤正。

对本次所列的4个案例做以下分析：

◎ **案例1**

是一个急腹症典型的肠梗阻，病因是饮食所伤，以至于形成了胃肠实证，上有恶心、呕吐，下有痞满燥实四大证，故用急下存阴之法，荡涤阳明，然而又注意两点即中病即止，善后调理，以扶正气。正是正确辨证，及时、合理施治，挽救了生命。患者入院当天下午排便 2 次后，就感激万分。次日送来了锦旗，上面写着"华佗再世，妙手回春"以表心意。

◎ 案例 2

是一个内科病素有高血压，由于饮食所伤，出现了危象。形成了肠胃实证和心肺实证，进一步可以造成脑出血和心力衰竭，以至于危及生命。由于及时采取了釜底抽薪，逐渐泄热法，迅速使患者转危为安。

◎ 案例 3

燥粪与实热之邪结于肠中，则胃气不得下降而上逆，由此造成了喘息不止。且肺与大肠相表里，腑气不通，往往影响到肺气的肃降。经服大承气汤 1 剂，燥粪热邪一并攻下，肠气得通，肺气得以肃降，喘息自止。

至于实热喘证，是由于实热之邪滞于肠胃，使阳明腑宴，气机阻碍，不得升降，而造成腹满而喘息。临床表现的实热症状是：喘促气粗，汗出身热、渴而能饮，大便燥结不利，大小短赤、脉大、舌红、苔老黄，当以大承气汤泻之，腑气得通，喘息自止。

仲景在《伤寒论》中，用大承气汤治疗阳明实热之喘息凡三则，其用药的标准不一定非有身热、脉数不可，只要诊断清肠胃有宿食，燥粪而引起的喘息即可用之。

◎ 案例 4

是 1 例痢疾患者，在夏秋季节常见的肠道传染病。以腹痛、腹泻、里急后重及大便脓血为主证。其发病多因饮食不洁，湿热毒邪壅结肠中，阻滞气机损伤血络而成。本病治疗初期应遵"通因通用"的原则，适用泻下法，荡涤肠中湿热之邪，邪毒去则痢自止。若误投各种止痢之法，使湿热未去而痢止，则必然邪无出路，郁结于肠道，出现腹痛加剧，腹部灼热，清热泻火，将积滞之邪排出，诸证可自平。

关于"通因通用"的理论，是《内经》里的治则之一，历来注家之见解不少，如《秦氏内经学》注："大寒内凝，大热内蕴，积聚留滞，泻痢不止，寒滞以热下之，热滞以寒下之，此亦反治。"清·徐灵胎注："热结注泄，用通药泻结，以止旁流。"都是说明"通因通用"的应用原则要看病者确有"寒凝""热蕴""积聚留滞""热结"等，否则不可概施。可见"通因通用"的方法，也就是因势利导。

本例患者我采用了仲景使用《内经》的"通因通用"之正法治疗下利之大法。他在"下利"方面讲到："下利不欲食者，以有宿食故也，当须下之，宜大承气汤""下利差后，至其年月日复发者，以病不尽故也，当下之，宜大承气汤""下利脉反滑，当有所去，下之乃愈，宜大承气汤""病者脉伏，其人欲自利，利反快，虽利心下续坚满，此为留饮欲去故也，甘遂半夏汤主之""下利三部脉皆平，按之心下硬者，急下之，宜大承气汤""下利脉迟而滑者，内实也，……当下之，宜大承气汤""少阴病自利清水……心下必痛……急下之，宜大承气汤"。综观以上几条下利，从"不欲食""至其年月日复发""脉反滑""利反快""虽利心下续坚满""心下硬""脉迟而滑""自利清水""心下痛"来判断施用"通"法，是欲将"宿食""留饮"等驱出体外，所以运用"通因通用"的法则来因势利导是使病愈的良策。

说到"下法"乃多端复杂，不能一下讨论深透，本节意在寒下。上述案例，只列举了贾老应用大承气汤的部分案例，临证均取捷效，体现了他辨证准确施治得当的特点，以实例供参考。

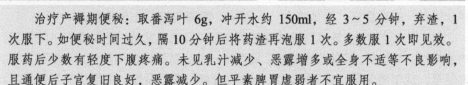

◎郎中秘藏单验方

　　治疗产褥期便秘：取番泻叶 6g，冲开水约 150ml，经 3～5 分钟，弃渣，1次服下。如便秘时间过久，隔 10 分钟后将药渣再泡服 1 次。多数服 1 次即见效。服药后少数有轻度下腹疼痛。未见乳汁减少、恶露增多或全身不适等不良影响，且通便后子宫复旧良好，恶露减少。但平素脾胃虚弱者不宜服用。

伤寒论·承气汤　实热之邪代表方

前面贾老虽然结合实例介绍了大承气汤的临床应用，但还不够全面，再次由贾老师给我们讲解他的体会，会给我们小郎中的成长奠定牢固的基础。

医圣张仲景的大承气汤，为阳明腑实证下法代表方剂。可治疗由实热之邪引起的多种疾病。在临床上适用的范围极为广泛，取效迅速可靠，故有很高的实用价值，古今众医誉为下法之首。下面做一全面的概述。

立方大承依靠脉症

《伤寒论》大承气汤，明代吴又可是使用最多的医家，他说："舌苔初白而渐变黄厚或黑苔或起芒刺或舌裂、舌短、舌硬、舌卷或白砂苔或唇燥裂或唇如焦色，或口起皮，口臭口燥，口渴，鼻孔如烟、咽干目赤、气喷如火、小便赤红、涓滴作痛、大便极臭、扬手掷足，腹痛腹满，按之愈甚，头部胀痛，大小便闭，体厥发狂等证皆为承气汤具体之证。"此言明显是大承气汤证，用承气汤的同时并增加了舌诊辨证，是比较细致的。

通过多年临床实践，我了解到张仲景在运用大承气汤的时候，多数用来泻热通便，可以说泻热通便是张仲景最重要的立方特点，这种主导思想主要来源于他对患者的仔细观察和对病情的深入了解以及对病位的准确判断。例如"发热""潮热""手足撒然汗出""或如疟状"等都是热邪损耗阴液的因素。"小便数""小便不利"都是小便短少，亦是伤阴的表现。而阴液耗伤又是大便燥结的原因。

热病伤阴，大便燥结是阴伤的程度比较深造成的，通便泻热的同时又护阴，救阴是张仲景另一个主要制方特点，单从它的主要特点来看无疑是非常正确的，阳明急下三条和少阴急下三条，都是为这一目的，尽管它们起因不同，但都是因热造成阴液将涸，救阴是非常重要的，但在无大便燥结的情况下，救阴还需另谋他策，在这方面后世有所发展。

施方大承定有特征

《金匮要略》中记载有关大承气汤证的特征：宿食经久不消；腹部持续性胀满、按之疼痛；化热化燥的舌脉；虽下利仍见实脉实证；《金匮要略》大承气汤并非用于一般伤食证，而是宿食日久固结、阻滞气机、化热化燥。

在《伤寒论》中主热邪与燥屎互结为特征：日晡所发热（简称潮热）的热型；神志异常；不能食；持续性腹满痛、绕脐痛；手足微汗出或即然汗出；便秘日久，大便难，或乍难乍易，或下利清水；脉迟而实，苔黄而燥。由于热邪不耗胃津，必劫肾液，故汗出多寡、神志异常程度，是判断热势轻重、津伤程度、病情缓急的着眼点。

方义：大黄苦寒合芒硝之咸寒、枳实之苦辛寒，而构成苦寒泻下之剂。四药相合，既有（大黄、芒硝）泻下通便燥实，又有（厚朴、枳实）行气散结，以治痞满，泻下行气并重，共奏峻下热结之功。吴鞠通称其为"辛开苦降，咸以入阴"良法。正如《伤寒来苏集》所说："生者气锐而先行，熟者气钝而和缓。"

古方今用祛恙神应

前节已经说过大承气汤用于寒下急症，适应范围广，用之立竿见影。究竟在临床中如何运用？对于初学者来说，不能只知道大承气汤痞、满、燥、实四大证，临证变化多端，要重点掌握实、热、痞的特点，才能行之有效。我在临床中应用古方深有感受。

◎治急症祛邪务尽，通不痛力求效捷

治疗胃心痛（急性胰腺炎）的案例。李某，女，25岁，1978年4月19日就诊，昨日中午过食油荤，入夜上腹部剧烈疼痛，拒按，并向腰部放射，恶心呕吐，口干便秘，今有发热达38℃，白细胞17.1×10⁹/L，中性粒细胞82%，血淀粉酶1600U/L，西医诊为：急性胰腺炎。诊脉小弦，苔薄黄腻。中医学认为：湿热瘀滞互阻中焦，延及胰腺，不通则痛，可谓：胃心痛。急拟清热解毒通腑法，方以大承气汤加减。**生山楂20g，枳实12g，生大黄（后下）、玄明粉（冲）各9g，红藤、败酱草各30g，**服1剂腹痛减，2剂腹痛除，热退，白细胞及血、尿淀粉酶均正常。

> **按：**急性胰腺炎在中医学中有类似的记载，如结胸、胃心痛、脾心痛等，而以胃心痛更为接近，"腹胀胸满，胃脘当心痛，上肢两胁……胃心痛也。"

李女所患属中医"胃心痛"，西医诊断为"急性胰腺炎"。患者腹痛拒按，便秘不行，乃邪实之证。《冯氏锦囊秘录》说"痛而胀闭者多实""拒按者为实"。故立清热解毒、通腑祛邪为法，取大承气汤（生山楂易厚朴），使肉食积滞，由肠道外排，合红藤、败酱草解毒清热，化瘀散滞，药简而效著。

治疗急病要"祛邪务尽，力求捷效"。对于急性胰腺炎要掌握：心下剧痛，拒按，痛引两胁，腹胀满，或呕吐酸腐，苔腻或黄腻，脉弦滑等特点。按照"腑满而不能实""通则不痛"的原则，使用"解毒通腑"的治疗方法，能尽快使病痊愈。1978年，我们医院共收治13例急性胰腺炎患者，除3例因故转院外，10例均获满意疗效，充分体现了古方"药少而精专，取效获益彰"的作用。

◎治杂病清热泄实，导壅滞满而不痞

在临床凡遇到邪热内结，脏腑不调，络阻失畅而导致的气运逆乱的头痛、腹痛等证属实热的患者，均可用清泻实热法，施大承气汤加减治疗每获著效。

案例：陈某，男，30岁，1976年8月12日初诊。主症：前额头痛数年。病史：患者平素嗜酒。数年来，经常发前额头痛，每月必发2～3次，发时疼痛不止，胃脘不适，饮食欠佳，大便秘结，小便色黄，舌苔黄厚而腻，脉象右寸、关弦数。辨证：平素嗜酒，湿热酝酿，胃腑结热，壅遏不宣，以致阳明秽浊挟热邪上冲于头，前额为阳明经积聚之地，故其处疼痛。大便秘结，舌苔黄厚，脉象弦数，皆系里有实热之候，其病在阳明胃腑中矣。治法：清足阳明之热，泻手阳明之实。**处方**：生石膏60g，厚朴10g，炒枳实10g，川大黄10g，玄明粉10g，炒建曲15g，粉葛根10g，服上方1剂证轻，2剂病减，3剂病已愈，观察月余，饮食自调，未再发。

贾老按：该患因嗜酒酿热致便秘，舌苔发黑，前额头痛为甚，每月发作数次，证属阳明胃腑热结。为泻其冲上之气，投大承气汤合生石膏，稍参葛根引经少许报使，单刀直入，3剂而愈。

几年来，我们医院采用中西医结合诊疗方法，治疗阳明经头痛、高血压、胆囊炎、胆石症、急性胃炎、肠梗阻、阑尾炎、小儿两感症（既有内伤食积又有外感风寒者）等均获得较好的疗效。

现举一例记忆尤深的小儿两感患者。那是1976年11月11日早上，有一位朋友找我，说他的小外孙病了好长时间，经多处治疗时轻时重未曾治愈，想找老中医看看。患儿，男，6岁，20天前因姥姥家娶媳妇，过食油腻，近日外感风寒后咳嗽频作，喉中痰鸣，伴嗳腐吞酸、腹胀纳呆，手足心热，6天未大便，小便短黄，夜卧不宁，唇色干红，舌苔黄，脉浮数。查体：体温38.5℃，双肺满布哮鸣音，左下腹有肠型及蠕动波，可触及包块。化验室检查：白细胞$14×10^9$/L，证属实滞郁热，热结大肠，致痰浊塞肺，肃降失司。治宜导滞通腑，化痰止咳。**方药**：

生大黄（后下）10g，芒硝（冲服）6g，枳实、厚朴各6g，黄连6g，黄芩、桑白皮、杏仁各10g，神曲10g。首剂药后，腹泻3次，身热即退。继服两剂，咳嗽告痊愈，一切正常。

◎运用大承新拓展，绝非临证只偶见

如1976年6月19日，治疗一例乳蛾（扁桃体炎），徐某，男，35岁，缘患者20天前外感风热，经治疗后诸症好转。但仍有咽部肿痛不适，在当地经过肌注青霉素、口服先锋霉素及清热解毒、养阴凉血中药而无明显变化，乃延余诊治。刻诊：双侧扁桃体充血、肿大，进食、说话困难，咳痰色黄，小便短赤，大便秘结，3～4天1次，舌红、苔黄厚而干，脉洪数。四诊合参，属实热乳蛾，乃肠胃实热内蕴，上灼心肺，肺热结聚咽部所致。治宜攻下实热，荡涤燥结，佐以泻心肺之火，大承气汤加味。**处方：大黄（后下）、枳实各15g，厚朴10g，芒硝（冲服）、马勃各20g，桑白皮30g。2剂，水煎服。二诊扁桃体红肿疼痛明显减轻，他症亦好转。效不更方，守方再进1剂，三诊扁桃体红、肿、痛已除，食欲增进，说话如常，病愈。

> **贾老按：**中医乳蛾实为现代医学扁桃体炎。其病机乃为肠胃实热内蕴之特点，化火上蒸，热灼心肺，扁桃体炎咽部隶属肺经所主，故肺热结于扁桃体所致。治以大承气汤荡涤肠胃热结，引火下行，加桑白皮泻肺清热，马勃泻火利咽，药味少而力专，故数剂而愈。

◎三因致人病多端，外用大承也灵验

大承气汤原本是为阳明腑实证而设，是通腑泻下的代表方剂。后世在其基础上衍变出许多类方。但由古至今，多以之内服疗疾，外用鲜矣。笔者读《理瀹骈文》一书，其中指出："外治之理，即内治之理。外治之药，亦内治之药，所异者法耳。"受到启发，故运用大承气汤"行气止痛，化瘀散结"之理，外治其他部位的"瘀结"病症，获得良效。

如1978年7月28日，治疗一例足踝扭伤案：祁某，男，20岁。因打篮球扭伤，致左足踝肿胀疼痛1日。查：左足背、足踝肿胀，局部皮肤紫暗，触之疼痛，舌淡红、苔薄黄，脉沉缓。患者以前外敷活血消肿中药过敏。故另择处方：**生大黄200g，芒硝80g，厚朴100g，枳实100g，薄荷100g，泽兰150g。**粉碎成细散状，分为4等份，每次1份，1日1次。用3升热开水冲和搅匀。趁热把患足置蒸气上熏，待药液温度降至皮肤可以适应时，把患足放药液中浸泡。经治后次日，左足肿胀疼痛减轻。连续4日后，肿胀全消，疼痛消失，未见过敏现象。嘱其隔日1次，再熏泡4次，痊愈。

贾老按：《内经》云："气伤则痛，形伤则肿。"扭伤所致局部肿痛乃气血郁滞成积所致，所以可借大承气汤攻积活血之力以治之，加用泽兰以加强活血利水消肿之功，并用薄荷以清凉透热，寓"火郁发之"之意。因患者以前外敷活血消肿中药过敏，故采用药液熏洗的方法，减少皮肤接触药物的时间，并配伍大剂量的薄荷以抗过敏，从而减少过敏的机会。全方攻积、活血、消肿、透热，诸法合一，契合病机，故能收效速捷。

大承气汤作为中医传统通里攻下的代表方剂，目前对其药理机制的研究有较多报道，通过阅读文献和深入探讨，对我们临床应用该方具有重要的参考意义，起码能够开拓我们的视野和想法。我也是通过不断学习，才认识到大承气汤这样的泻下剂在临床应用如此广泛，以后还应多多研习。

通便逐瘀选大黄的故事

早在我国南北朝时期，有一位叫姚僧坦的名医，医术高超，深受当时的梁武帝、梁元帝的信任，他的广博知识也为当时的学者所称道。在《周书》的《姚僧坦列传》中，载有姚僧坦用单味大黄为黄帝治病的史实："梁元帝有心腹疾，乃如诸医议治疗之方，咸谓至尊至贵，不可轻脱，宜用平药，可见宣通。僧坦曰：脉洪而实，此有宿食，非用大黄，凡无差理。梁元帝从之，进汤讫，果下宿食，因而疾愈。姚僧坦有胆有识，敢于对症下药，这也为我们立下了用大黄治病的典范。中医药学术源远流长，代代相传，迫至于清，温病学派崛起，学术发展臻于新的境界。我国医学成就至清代是一个高峰期，清官遗存之医药档案真实地反映出清代中医临床医学水平，无疑是我国医学宝库中相当重要的组成部分。官中大黄应用范围之广泛，炮制之讲究，剂量之斟酌，用法之多样，配伍之精当，成为清代官廷医案的重要特色之一。大黄在宫中耗用量之大，实在超过我们一般人之想象。为历代医家所推崇，是一味"出将入相"的良药，有着广泛的治疗作用。

◎**郎中秘藏小验方：大黄的妙用**

1．大黄60g，二丑15g共为末，每晚服9g，治便秘。(《素问病机保命集》)

2．大黄30g，芒硝10g共为末，每晚服6g，亦治便秘。

3．黄末适量，以雪水煎膏，不定时，每服半勺，治热病便秘狂语(《圣惠方》)。

4．大黄30g，好酒100ml，浸半日，加水同煎去大黄，分二次热服，治久痢。

5．用醋大黄末30g同醋煎膏做丸，如梧子大，每服五丸。治产后胎衣不下立效。

6．大黄、芍药各等份为末，以蜜为丸，如梧子大，每服4～8丸，日三服，治腹满积聚，逆害伤食，大小便不通，气上抢心。

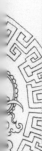

7．醋大黄二份，硫黄一份为末，日晒夜露三天，制梧子丸，每服 2~3 丸，每日 2 次，治小儿疳积甚效。

8．米泔制大黄 30g，配陈皮 5g，白术 15g，半夏 10g，厚朴 10g，水煎服，1日 1 次，治湿热便秘甚效。

9．大黄、桂心、甘草各 10g，麻黄 15g，共煎服，治疗外感壮热头痛，二三日不愈者，服一次即效。

10．用生地黄 30g 煎汁 100ml，加入大黄细末 10g，顿服。治疗虚痨吐血速效。

11．大黄、甘草各等份，用好酒熬膏，涂麻纸贴患处，1 日 1 换。治疗乳痈速效。

12．大黄、栀子各等份，为细末，好醋调涂患处，每次 2 小时，6 小时一次。治疗急性软组织损伤止痛消肿速效。

13．大黄末用好醋调涂涌泉穴治疗鼻出血速效。左鼻孔出血贴右脚，依此法，每次 30 分钟。一般一次见效。不效 6 小时后再贴另一只脚，或次日再照前法使用。

14．大黄细末适量，用蜂蜜调成稠糊状涂患处，4 小时换一次，一般 3 次可见效。轻者一次见效。治疗Ⅰ度烧伤立可止痛且不留瘢痕。

15．大黄配葛根治痢疾。即葛根 10g，制大黄 6g，水煎服，1 日 1 剂。1~3剂即愈。药后初次小便变深黄，腹痛加重，大便次数增多，再服诸证减轻。

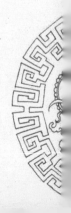

笔记六　掌握下法有四般
老幼急疾无难关

攻下之法，起源于《内经》，开始于仲景，发展于子和，乃通过荡涤肠胃，攻去体内积滞之宿邪，调整机体升降出入功能，以达祛邪除病之目的。临证急疾屡起沉疴，此大法为历代医家所重视，目前不仅临床应用广泛，且临床研究也取得较大的进展。对于临床医生来说欲得捷效，必得要旨。

前面我们学习了大承气汤的临床应用，只是大法的一部分，远不能适应临证。如要掌握，还得全面了解，下面从四个方面举例说明：

寒下"关格"又一方

1978 年 8 月 17 日上午，住院部急邀贾老会诊，我和贾老都在门诊上班，贾老便带我一同到病房，主治医生王大夫先简单介绍病历：病人是前天下午入院的。

患者李某，男，45 岁，农民，43 岁时曾因阑尾炎而接受手术治疗。1978 年 8 月 15 日，突然出现腹部持续性胀痛，阵发性加剧，恶心呕吐，排气解便明显减少，急来就诊。体检：腹部时见肠型，听诊腹部可闻及肠鸣音亢进，有气过水声，有时可闻及高调肠鸣音。腹部立位平片，可见数目大小不等气液平。B 超提示肠梗阻。西医予"先锋Ⅴ号、654-2"等治疗 1 天，未见好转。特邀贾老指点。

我们和贾老走到 18 号病床，听患者主诉：满腹胀痛，时轻时重，恶心呕吐，表情痛苦。验其舌苔厚腻，脉弦数。查体：神志清楚，精神萎靡，心肺正常，腹部稍膨隆，上腹部及脐周压痛，无反跳痛，无移动性浊音，听诊可闻及肠鸣音亢进，有气过水声。

回到办公室，看腹部平片见到大小不等液平，B 超提示肠梗阻。诊断为不完全粘连性肠梗阻。辨证为湿热瘀滞，治宜清热化湿，化瘀通腑。方用：**生大黄 15g（后下），芒硝 10g（冲服），厚朴 15g，枳壳 10g，桃仁 10g，丹皮 10g，莱菔子 20g，赤芍 15g，桔梗 10g，败酱草 30g，佩兰 10g，竹茹 15g。**2 剂后，患者腹痛明显减轻，继续服用 3 剂，患者症状完全缓解出院。

按：在中医学历代文献中，未发现有腹部手术后并发症及其处理的文字记载，我们根据《黄帝内经·素问》中记载"饮食不下，隔塞不通，邪在胃脘""热气留于小肠，肠中痛，淤热焦渴，则坚干不得出，故痛而闭不通矣"的理论，结合中医对"腹胀""腹痛""肠结""关格"的辨证，认为：六腑气滞血瘀，不通则痛，出现"痛、吐、胀、闭"四大症状，即气滞血瘀和水饮内停等六腑梗阻的表现。治疗肠腑之气，能动不能静，宜降不宜升，以通为用办法，应用"复方大承气汤"治疗术后肠梗阻屡见功效。

复方大承气汤出自《中西医结合治疗急腹症》，是由大承气汤加味而成，具有通里攻下，行气活血之功用，主治单纯性肠梗阻，属于阳明腑实，而气胀较明显者有较好的疗效，受到众医的关注。本方中重用厚朴、炒莱菔子，下气除胀；更配枳壳、大黄、芒硝，荡涤积气而除梗阻；桃仁、赤芍，活血化瘀，兼能润肠，既助诸药泻结，又可防止梗阻导致局部血瘀可能引起的组织坏死。诸药合用，用于治疗术后粘连性肠梗阻，可有较好疗效。

因寒成结宜温下

国医之圣张仲景治疗寒邪伏阴分致证结，常用大黄附子汤散寒化邪而愈病。经验临证其效桴鼓，今时之医者，欲救人医之无误，小郎中不可不知。

1978年10月20日住院部邀请贾老会诊。住院部王大夫介绍了病历如下：刘某，男，66岁。1周前因受凉后出现咳嗽，咳痰色白量多。呼吸急促，动则喘息，张口抬肩，不能平卧，胸闷心悸，面目及下肢水肿，腹胀纳呆，形寒肢冷，大便3日未行，小便短少。既往有慢性支气管炎，肺气肿病史约20年。查体：体温37.5℃，脉搏120次/分，呼吸28次/分，血压102/90 mmHg。神情倦怠，口唇发绀，端坐呼吸，颈静脉怒张，桶状胸，肋间隙增宽，两肺呼吸音减弱，叩诊呈过清音，两肺可闻及大量哮鸣音及湿啰音，心率130次/分，心律不齐，心界扩大，心音低钝；腹部稍隆，肝肋下约2cm，肝颈回流征阳性，两下肢呈凹陷性水肿，舌质紫暗，苔白厚腻，脉沉细促。西医诊断：肺心病，心力衰竭Ⅲ级。贾老认为：本病属于教材中的心悸，哮喘证。证属本虚标实，阳虚水泛，痰瘀互结，腑气不通。治宜益气温阳，通腑利水。方用大黄附子汤加味：大黄12g，淡附片6g，党参、车前子各15g，葶苈子、紫苏子、杏仁、紫菀、茯苓各10g，细辛3g，丹参10g，川芎6g。1日1剂，煎服。同时结合吸氧、抗感染、强心利尿、维持水电解质平衡等常规治疗。3天后，大便已通，尿量增多，水肿消退，咳喘顿减，能平卧；效不更方，原方生大黄改制大黄6g，更服3剂，咳喘减。水肿全消，呼吸平顺，心悸好转，纳食大增，症状悉除，心力衰竭得以控制。

按：本例病变首先在肺，继而影响脾、肾，最后病及于心；病机主要是正虚邪实，痰浊血瘀互为影响，相兼为病。肺与大肠相表里，肺失肃降，则大肠之气亦缠结不通，反过来使肺气悖逆加重。此时如通利大肠，使大肠腑气通畅，则能肃顺肺气，缓解喘逆，肺之宣肃复常，则水道通调，百脉和顺，水肿心悸诸症可解。故用大黄附子汤加味治之，方中大黄通下逐淤加丹参、川芎活血化瘀，使腑气通，瘀血化；附子、细辛温阳散寒，合党参、茯苓健脾益气，葶苈子下气平喘，又能加强附子的强心之效，杏仁、紫苏子止咳化痰，车前子利水消肿。诸药配伍，具有温阳益气，通下逐瘀，利水平喘之功。事实证明，本方应用后有利于改善心肺功能，促进血液循环，减轻水肿和心脏负荷，从而有效缓解了肺心病心衰。

余同乡有一位张老大娘患便秘 10 余载。起初西医大夫让她用果导片，一直用了好长时间，以后每次用一大把都不管用。后来一直腰痛不愈，经过在北京、太原、西安等多家医院全面检查，诊为：早期脑动脉硬化，轻微脑梗，强直性脊柱炎，慢性胃炎，神经性便秘。有人介绍三黄片、四消丸、番泻叶、麻仁丸等都没有可靠的效果。后来路遇碰上我，给她介绍用麻仁软胶囊，她又用了好久，但稍停药又如故，非常苦恼。于 1978 年 10 月 14 日，由儿子陪同急来医院找我求治。我便介绍给贾老师。此次已 7 天未解便，伴腹胀纳呆，面色萎黄，头晕乏力，稍畏寒，夜尿多。平素偶有脘腹冷痛发作，得暖则舒。舌淡白、边有齿痕，脉细。此乃脾肾阳虚，温运无权。贾老遂投温脾汤加味：**淡附片（先煎）、制大黄、当归、肉苁蓉各 10g，干姜 8g，党参、生白术各 15g，肉桂（后下）、甘草各 5g**。日 1剂，水煎，上、下午各 1 次。服 1 剂后即解出硬粪块少许，当天又解软便 1 次，腹中觉暖，夜尿减少。以后每 1～2 天解软便 1 次，10 剂后腹胀纳呆等消失，头晕乏力腰痛均减轻。

按：润燥滑肠通便乃习惯性便秘之常规治法，本例用之罔效。细探病机，知其本在肠胃燥热，亦非血虚津少，却是久病脾阳虚弱，温运无权，浊阴凝聚，以致大肠传导失司，引起冷积便秘。且因气血生化乏源，头晕乏力诸症顿生。投以温脾汤加味，是以附、姜、参、术温阳助运，消散阴寒；伍以大黄攻下积滞，推陈出新；标本兼顾，诸症随减。

关于温脾汤多选用《千金要方》为基本方，考证另有三方，药味稍有出入，但立法、主治略同，可参考应用。一为《千金方·十五卷·冷痢门》即本方减甘草，加桂心。治"积久冷热赤白痢"。较上方温热散寒量尤强。一为《千金方·十三卷·心腹痛门》，即本方加当归、芒硝。治腹痛，脐下绞结，绕脐不止。与上二方比较，泻下补虚力量均有增强，温阳散寒力量逊于上二方。一为《本事方》，

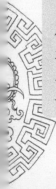

即本方去人参，加桂心、厚朴。治"痼冷在肠胃间，连年腹痛，泄泻，休作无时"。此方重在温通。

 体弱肠燥要润下

贾老师讲到体弱便秘的问题时说：临床上常见到产后、手术后、老年人或素体津液不足而便秘的或习惯性便秘的，还有一些慢性病，像痔、消渴而便秘的，均考虑用润下法治疗为上策。在此介绍两个案例。

◎ **案例1**

此案例是翻阅了医院重点案例的资料，1976年10月20日治疗一位张某，男，54岁，山西省闻喜县人。因多饮、多食、多尿并消瘦二年余，曾在某市医院确诊为糖尿病。服降糖西药始有效，而后无效，改用皮下注射胰岛素治疗，患者畏于长期打针，多处求医，打听中医中药疗效较好。曾有医者谓之肾虚而补之未见起色。近来出现口干，大便干数日一行，胃脘部硬满，舌质嫩红，苔白少津，寸口脉细涩。血糖13.8mmol/L，此为消渴证。脾阴亏虚，胃失濡养，胃强热结。宜滋脾清热，拟麻仁丸方煎服：麻子仁30g，白芍、厚朴、杏仁各15g，大黄、枳实各10g。连服3剂，症状减轻。大便通而不溏。原方加山药30g，服20余剂后食量近常人，稍多饮，二便正常，血糖已降至150mg/dl左右。以后患者嫌麻烦，改用成药麻仁丸巩固治疗，至今病情稳定。

> **按：**本例患者乃胃有燥热，脾津不足所致。脾为胃行其津液，今胃中燥热，脾受约束，津液不得四布，但输膀胱而致小便频数，肠失濡润，故见口干大便干结。故治疗以润肠通便为主，兼以泄热行气，药证合拍，故能起效。注意对于纯属血少津亏便秘者不宜使用本方。孕妇忌用。

◎ **案例2**

运用麻子仁丸治疗习惯性便秘，有是证，用是药，也非常有效。案例：钟某，女，54岁，厚生棉织厂工人，刻诊：大便干燥难解10余年，近日加剧，食纳正常，腹时胀，口干，头晕，乏力，小便尚可。舌淡红苔薄少津，脉细弱尺大。诊断为脾约证，又兼气血双虚，窍涩难下。治法：清下里热，滋阴养血，升清降浊，润肠通便。方用麻子仁丸加减。处方：麻仁15g，枳实9g，白芍12g，大黄9g（后下），川厚朴9g，杏仁12g，郁李仁12g，当归15g，肉苁蓉10g，泽泻12g，升麻3g，党参15g，桃仁10g，炙甘草6g。5剂，水煎服，1日1剂。二诊：诸证均减，继予上方，再服15剂而告痊。半年后随访未见复发。

按：该案例既有胃热燥实，脾阴不足的脾不为胃行其津液之脾约证，又有气血虚弱，窍涩难下。若单清下胃热既伤正又损阴；若只健脾则留邪。唯二法合用，脾胃兼治，既补气血，又滋阴润燥则清升浊降而便通。总之，把握肠胃燥热，脾津不足，大便秘结，小便频数，用方皆效。

 尊古悬饮有妙法

在南宋时期有个名医叫陈无择，他的名著是《三因极一病证方论》，其中有一名方谓控涎丹，亦谓妙应丸，至清王洪续称之为子龙丸。本方是由仲景十枣汤演变而得，后世众医，多赞其效。

治病须有药，无药何愈病。先要配制控涎丹（又名子龙丸）：

处方：甘遂（去心，制）、大戟（煮透，去骨，晒干）、白芥子（炒）各等份。

制法：共研细末，面糊或炼蜜为丸，如梧子大，晒干，备用。

用法：每服5~10丸，或15~20丸，临卧时以生姜汤或热汤送下，以知为度。

主治：一切痰证。

◎ **案例1**

1977年5月16日接诊患者李某，女，55岁。

病历摘要：4月底始觉恶寒发热，头痛肢楚，继则咳呛痰黏，两胁引痛，曾在当地延医服药，效果不著，截至5月上旬，咳逆增剧，呼吸不利，不能左侧卧。故来本院中医门诊治疗。检查：体温37.8℃，脉搏104次/分，脉象沉弦而数，舌苔满布白腻，听诊左肺呼吸音消失，叩诊自第4肋下呈浊音，右肺呼吸音粗糙，并有湿啰音。印象为湿性胸膜炎。

治疗经过：第1日处方：子龙丸2g，同量3包，每晨餐后服1包，并予祛痰镇咳利湿汤剂。第3日来诊，主诉服丸后，畅泻6次，纯为稀水，气促较平，已能右侧卧，听诊左肺呼吸音在上中部已能闻及，叩诊浊音界下移，继予子龙丸2.5g，给同量2包，嘱间日服1包，服后并未泻下，咳逆全平，胁痛逐渐减轻，续以清肺、祛痰、通络、蠲饮之剂，调理10余日而愈。

◎ **案例2**

1978年10月22日，又接治一例患者陈某，男，25岁。

病历摘要：患者发热胸痛，可逆不平，已经两旬，在某市医院透视证明为左侧胸膜炎，已经注射链霉素8g。检查：体温38.2℃，脉搏100次/分，脉象弦数，舌苔薄白，听诊左肺中野以下呼吸音减弱，有湿啰音，叩诊呈浊音，印象为湿性胸膜炎。

治疗经过：给予子龙丸7.5g，分为3包，每间日服1包。服后日泻数行，热势即渐挫降，胸痛亦减，至27日来诊，体温37.2℃，脉搏90次/分，听诊左肺呼吸音较前清晰，仍有湿啰音，叩诊已呈清音，但有头晕自汗之虚弱现象，改用肃肺化痰，参以益气培元之剂，调理旬日而安。

按：控涎丹对于痰饮的排除有卓越的疗效。从1977年到1978年用控涎丹治疗慢性颈淋巴结核3例，湿性胸膜炎6例，急性关节炎15，骨结核1例，支气管肺炎20例，早期肝硬化腹水兼胸水者4例均有较好的疗效，可以广泛应用。但在具体使用时还要注意，辨证和剂量得当，始能获得满意的效果。具体来说，辨证上，体质虚弱者慎用；剂量方面，慢性疾患如瘰疬、流注、痰核等，宜小量持续服之，一般0.9g，一日两次；肺炎痰多气促，湿性胸膜炎，腹水等症，宜每次服2.0～3.8g，每日或间日一次。服后半小时仍未泻下者，可续服1次。倘剧泻者，则稍减其量，并服小米粥可缓急。总之，须凭脉证，相体论治，权衡应变，始获佳效。

小结：泻下剂的运用体现了"八法"中的"下法"，是为里实而设，其病因不一，有因热，有因寒，有因燥，有因水而结者，具体应用相应地分为寒下，温下，润下，逐水四类。临证时一定要注意待表证已解，里证形成方可使用。若表证未解，里实虽成，纯用泻下剂，以致表邪内陷而致变证；其次若兼瘀血、虫积、痰浊者，则应配合活血祛瘀，驱虫化积，化痰除湿等法施治；第三对于年老体弱、孕妇、产后、经期妇女、大病恢复期或亡血者，均慎用或禁用泻下剂，以防造成"虚虚"之弊，必要时可配合补益扶正之品，以攻邪不伤正；第四泻下剂大都是损正剂，首伤胃气，故使用时中病即止，慎勿过剂；第五要注意善后，俗话说得好"三分吃药七分养"，服药期间或病后，要注意调理饮食结构，少食生冷、油腻、麻辣等不易消化的食物，以免损伤胃气。总之，为医只要掌握以上五点四法，男女老幼里急实邪都不怕。

◎郎中秘藏单验方——莱菔子治疗脘腹胀满有奇效

一方治愤怒胀满：生莱菔子30g，柴胡、川芎、生麦芽各9g，煎汤两盅，分三次温服下，尽剂而愈。

又方治食饮不节胀满：莱菔子30g（生熟各半），捣碎煮汤一大盅，送服生赭石细末6g待点刻钟，再将其渣重煎汤一大盅，仍送服生赭石细末6g，其上脘顿觉开通，可进饮食而体舒服。

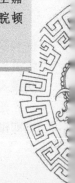

师傅从脏解便秘　徒弟学会治顽疾

便秘在临床上是个常见病，也是脾胃系的顽固症。往往反复发作，治而难愈，致使医患两烦。贾老今天讲一讲他治疗便秘的新方法。

这两天有些同学反映，学了攻下四法头有点大，疑难杂症不敢治，先治点小病也没头绪。我建议先学会治"便秘"。根据"治病必求于本"，由于"脾胃为后天之本""脾胃以通为用"的理论，只要把握了这个原则，大病可缓，小病可免，郎中入世威信会立增。下面做一简单的分析。

便秘虽属大肠传导功能失常，与脾胃及五脏的关系甚为密切。根据"内伤杂病多从脏腑辨治"的理论去考虑施治，往往取得可喜的效果。

肺与大肠相表里，从肺也能医便秘

"便秘"是肠痹之患，由于"肺和大肠相表里""肺主一身之气化"，又有"丹溪每治肠痹，必开肺气，谓表里相应治法"。肠痹之脉象："诊脉右部弦搏"。治疗大法是"必开肺气""理肺气，邪气可宣通"。

开肺降肺之法，主要选用的药物是：紫菀、杏仁、瓜蒌皮。临证还可增减开肺药物（郁金、枇杷叶、香豆豉、枳壳、桔梗等）。其理论依据是"上窍闭，则下窍不出矣"，把"下窍不出"的病因直接归于"上窍闭"，故开肺气之病乃愈。

脾胃是为后天本，胃脾调理便何秘

"脾胃为后天之本""九窍不和，皆属于胃"。所谓九窍，是指头面之七窍加前后阴之二窍，《内经》论藏象有 "脾喜刚燥，胃喜柔润"。故 "脾能升清，胃能降浊，胃气以下行为顺"。常因气滞郁怒，久而致痹；或膏粱酿积，湿凝在肠；或肝胆气逆之气犯土；或湿热久滞肠中，皆致胃气不降，阳气凝滞，肠中不通。脉象常出现弦涩，或弦而缓涩。

用药首选小温中丸：方出自《丹溪治法心要》，药为：白术、甘草、茯苓、黄连（姜汁炒）、针砂、陈皮、法夏、香附、神曲（炒）、苦参（炒）。我在临床中应用，常获效良好。但应注意，此方汤剂小效，必须严格遵守炮制法制为丸剂方效。

其次选用加味大半夏汤。常在大半夏汤的基础上加入养胃阴柔肝之品。胃虚益气而用人参，缓半夏之辛，茯苓之淡，稍予附子以理胃阳，粳米以理胃阴，得通补阴阳两和之义。木瓜之酸，救胃汁以制肝，兼和半夏、附子之刚愎。

再次可选甘寒清凉润肠之剂亦养胃阴，在前二法取得疗效后，最重要的下一治疗大法是"润剂"的应用，可用二冬、鲜地黄、沙参、玉竹、石斛、杏仁、粳米等养阴之药，加之行气而不伤阴的紫苏梗、绿萼梅、桔梗、枳壳等药变化使用对便秘病程长，病情复杂的患者，也非常优越。但要把握谨守病机，通调肠胃，以通为用，中病即止。

肾主二阴司大便，肾气壮固便何烦

《内经》云："肾主二阴""诸厥固泄，皆属于下"。"下"就是肾和下焦，教科书中明确指出：便秘与脾肾关系最大，提出的方剂是半硫丸和济川煎，但都不宜久服。真正阳虚便秘余体会可以长期服用的是附子。《金匮翼·冷秘》："冷秘者，寒冷之气，横于肠胃，凝阴固结，阳气不行，津液不通。"我在临床上反复研究，也反复试验了多个剂量组合，个人体会是：关键在附子，根据病情轻重应用30～60g，制附子先煎是安全有效的。曾用温脾汤治疗一个82岁的老太太便秘，制附子和生白术都用到60g，疗效很好。

湿邪滞重亦致秘，除去湿浊却秘去

湿邪凝滞过重所致的便秘，法宜宣清导浊。辨证要点是：湿重于热或热重于湿，或湿热同重，若热重湿轻则此法小效。治疗方法多选用小温中丸、宣痹汤加味、宣清导浊汤加味，甚者可选用达原饮、薛氏加减达原饮。不可以认为大便已秘结就不能用利小便的药物，正所谓热病救阴犹易，通阳最难，通阳不在温而在利小便，利小便而通阳是经得起考验的，其实，在临床上真正考验中医水平的是湿热与阴亏夹杂型的便秘治疗，此乃救阴也不易，通阳更加难，只要了解湿秘的证法，临证施治必定有效。

重用白术疗便秘，疗效提高经可继

我在学习《伤寒论》时，偶然发现《伤寒论》第179条"伤寒八九日风湿相搏，身体痛烦，不能自转侧，不呕不渴，脉浮虚而涩者，桂枝附子汤主之。若其人大便硬，小便自利者，去桂加白术汤主之"认为白术是治便秘的理论依据。并在临床中观察了生白术和炒白术的疗效，发现炒白术不论大剂量或小剂量排便效果皆差，而大剂量生白术有通便的功效。又从资料中发现：北京医院的魏龙骧先生介绍了重用生白术治便秘的临床经验后，关于白术治便秘的单方和复方的研究就不断深入，大量的实验研究及临床对比观察说明，单味生白术通便效果是肯定的，但与复方相比，药后无肠鸣、矢气，但有排稀便及大便次数增加的效果，说明单味生白术效单力缓。在复方中效果较优。另外，还研究了白术的药性主要归于脾，这也是提示我们在辨证论治时始终要注意到"脾不运化"这一重要病机。临床治疗虚证或虚实错杂证的便秘时，根据不同程度加入一味大剂量生白术，其疗效可明显提高，进一步证实了大剂量生白术治疗便秘的可靠疗效。我在临床常用生白术 60g 以上，最多用到 120g。其辨证要点是"虚秘"或"虚实夹杂秘"。还有不少医者报道此方应用范围广泛，余在临床观察中没有发现形成药物的依赖性，还有很好的可操作性，且安全可靠，值得推广应用。

> **按**：随着社会的进步，物质的丰富，饮食结构的改变，顽固性便秘的患者越来越多，诊治问题趋于复杂化，临证就需要开放思维，按照合病或并病去辨证，宜加减方或复方论治，方能提高疗效。

◎郎中秘藏单验方

◎热秘

1．元明粉 9g，温开水化服。1 日 1～2 次，便通则止。

2．生大黄 6g，开水泡服。便通则止。

3．番泻叶 6g，开水泡服。便通则止。

4．敷脐法　皮硝 9g，加水溶解，再加皂角末 1.5g 调敷脐上（《中医外治法》）。

5．气海穴敷药法　大田螺三个捣烂，加盐少许，敷贴气海穴（《中医外治法》）。

6．针灸　泻足三里、天枢，补照海、支沟（《中医杂志》，1985 年第 1 期）。

◎寒秘

1．莱菔子（炒）6g，皂荚末（煨）1.5g，共为细末，开水冲服。晚睡前服用较好。

2．握药法　用巴豆仁、干姜、良姜、韭子、硫黄、甘遂、白槟榔各 1.5g 研极细末和匀，用米汤调分二丸，先以花椒汤洗双手，然后用麻油涂手心握药，等大便得下，则以冷水洗手去药，适用于冷秘（《中医杂志》，1985 年第 1 期）。

3．熨脐法　大葱半斤，捣成泥饼敷脐上，用热水袋熨葱饼上（《中医外治法》）。

4．针刺　补大肠俞、肾俞、支沟、照海，灸关元（《中医杂志》，1985 年第 1 期）。

◎燥秘

1．黑芝麻 60g，捣碎，用蜂蜜调食，每次 10g，1 日 1～2 次。

2．生何首乌 20g，水煎服，1 日 1～2 次。适用于中老年人慢性便秘。

3．当归 15g，火麻仁 15g，水煎服，1 日 1～2 次。适用于中老年人。

4．白木耳 5g，水煎加白砂糖少许，为一日量，分 2～3 次服用。

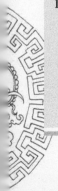

◎**便秘食疗方**

1．每天早上洗漱后，空腹饮一杯盐开水。

2．白薯：蒸熟或熬白薯粥食用。

3．核桃仁和黑芝麻炒香，捣成细末，加白糖拌匀，每次2~3匙，每天2~3次。

4．蜂蜜调水饮，每天1~2次。

5．去核大枣，带皮食用，每次5~10枚，每天1次。

6．黑木耳加水炖软后服用。或佐餐用。

7．决明子炒焦，开水冲泡代茶饮。

8．何首乌粥：生何首乌15g煎汤，去渣加小米50g熬粥服用，每天一次。

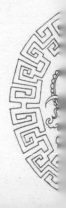

笔记七　半里受邪证奇特
和法调解最适合

今天的学术报告是在专家楼的会议室举行，会议室不大，仅能容纳 40 余人，会议还没有开始，已经没有空座位了。贾老带的 4 个实习生坐在最前边，今天是贾老的讲座——和法在临床的运用。

"和法"在中医学中是一种适应证较为广泛，而且又比较特殊的治法。就"和法"的含意而言，目前认识尚不一致。如中国中医科学院（原中国中医研究院）一医者认为："和法是利用药物的疏通和调和作用，以达到解除病邪的目的。"上海中医药大学（原上海中医学院）一医者认为："和法属于调整人体功能的一种方法。"成都中医药大学（原成都中医学院）一医者认为："和法是一种调和治法，有解除寒热及调整脏腑偏盛、偏衰的作用。"南京中医药大学（原南京中医学院）一医者认为："和法应包含和解、调和、缓和等三种意思。"尽管以上对"和法"认识有所不同，但从临床实践来看，和法施用于机体，不会出现明显的发汗、催吐、泻下的作用，不表现出对机体明显的补益作用，也不祛痰、化瘀、逐水、除湿，可是它却能通过"和法"的作用而使机体的寒热往来、口苦、咽干、目眩等脏腑功能失调的病证在不知不觉中得以解除，以致机体恢复健康。所以，"和法"对外感热病的"邪传少阳""邪伏募原""邪留三焦"等病证，以及内伤杂病的肝脾不和、肠胃不和、肝气郁结等病证，均可起到良好的治疗效果。对妇科的"热入血室""产后发热""经前诸证"，以及其他各科因有气血不和，脏腑失调者，均可选用"和法"治疗。

"和法"和其他治法一样，必须通过具体的方药来体现。"和法"又较其他治法特殊的是：在中药的领域内无单纯的"和解类"药物，而只是在中医方剂学里有专门的"和解类"方剂。这说明"和法"的具体作用，主要是通过药物的配伍来实现的。其特点有四：攻补兼施、寒热并用、表里双解、作用缓和。因此，分析研究"和解剂"的组成配伍特点，是讨论"和法"的一个很重要的内容。根据《中医方剂学讲义》（南京中医学院主编，1964 年版）的记载，"和解剂"有以下四大类 12 首：

和解少阳：小柴胡汤、蒿芩清胆汤。

调和肝脾：四逆散、柴胡疏肝散、逍遥散、痛泻要方。

调和肠胃：半夏泻心汤、甘草泻心汤、生姜泻心汤、黄连汤。

其他：达原饮、截疟七宝饮等。

《伤寒论》中的小柴胡汤，作为和解剂的一首常用方，临床运用范围甚广，疗效确切。千百年来为人类的健康做出了很多的贡献。关于小柴胡汤的临床运用问题，谈点个人拙见。

🌿 小柴胡汤总论

1. **如何认识小柴胡汤证** 在《伤寒论》六经辨证中属少阳证。其病机为半表半里，寒热虚实夹杂。在三阳表证的病机变化中，它可以外达出表，亦可内陷入里。所以，它的两组主证，一为往来寒热，代表病在半表的病机反应；一为口苦、咽干、目眩（即包括胸胁苦满、不欲饮食、心烦喜呕等肝胆火郁证），代表病在半里的病机反应。前者可视为少阳半表证，后者可视为少阳半里证。这些主证的出现，可以由太阳失治、误治，亦可由阳明病转入。但无论其来路如何，总以邪在半表半里的病机、主证为临床特征，便可投以小柴胡汤治疗，使病邪透达于外，不致内陷入里。因此，小柴胡汤在外感热中的外达透邪，阻断病邪内陷起着举足轻重的作用。

2. **小柴胡汤功用** 从主治半表半里、寒热虚实夹杂的功用看，可引申治疗杂病，则更是天地宽广，通治诸病。只要出现半表半里、寒热虚实夹杂的病机皆可以小柴胡汤化裁运用。从病机来看，诸如以肝胆为中心，涉及脾胃，影响肺气，累及心神，扰乱肝魂，困扰胃肠等，凡举兼表虚证，又兼里实证，有痰挟饮，气滞并瘀等涉及的病种甚多，所以说，用小柴胡汤权宜应变，治疗杂病，也体现了同病异治、异病同治大法的灵活性。

3. **关于"但见一证，不必悉具"** 历代医家各持己见，有的注家认为，只要见到"口苦，咽干，目眩"或"往来寒热，胸胁苦满，不欲饮食，心烦喜呕"的症状中任何一病，即可投以小柴胡汤治疗，这种见解我觉得有些欠妥。从临床实际来看，只见一症，即用小柴胡汤，有其片面性。若仅见口苦或咽干，或目眩就用小柴胡汤，并不能抓住病机实质，定有失误。因口苦、咽干、目眩三者乃为胆火放肆，如果仅见其中一症，即用小柴胡汤治疗，而方中所用党参、半夏、姜、枣、甘草之辛甘调补功能，怎能用于一派实火之证呢？这是否就犯了虚虚实实之戒，无疑是机械的片面的认识。余认为，要全面理解小柴胡汤的病机，前后相参，关键在于"通调三焦气机"，然后才能够客观地应用于临床。

4. **以方统证** 最后再提示一点，我们学习古人经验要抓住关键，如学习《伤寒论》要知道它的辨证思维方法是以方统证。如《伤寒论》首论太阳病，下辖太阳表实"麻黄汤证"，表虚"桂枝汤证"。我们今天说的是少阳病下辖"小柴胡汤诸证"。也就是说，《伤寒论》以六经病为纲，以诸汤证名目，举纲为目，层层深入，剖析六经病千变万化的病因、病机，使其在临床上证药合机，审因论治，只有深入学习，全面理解，临证才能取得相应的疗效。

病证结合话小柴胡汤

和解退热——治疗外感和内伤杂病的多种发热疾病

外感发热患者病历摘要：尤某，男，28 岁。外感后服用强力银翘片和消炎药三天，汗出热不退，继又打针一天，用药不详，仍是往来寒热，体温：39.8℃，故来我院就治。查血象正常。自述恶寒欲近衣，发热时要去衣，身痛酸软，头痛紧束，口不甚渴。舌苔薄白，脉浮弦数。此乃邪感少阳。方用小柴胡汤加味：**柴胡 10g，党参 15g，半夏、防风各 6g，葛根 10g，炙甘草 5g，生姜 3 片，大枣 3 枚。**水煎，1 日 1 剂，分 2 次温服。服第一剂后，体温下降至 38.3℃，恶寒罢，身体舒适，热退脉缓，食纳增加，服 3 剂痊愈。

素有内伤病历摘要：邓某，男，32 岁，近 3 年来反复咳嗽，咯吐大量脓痰，痰中带血，多次 X 线及 CT 检查提示右肺下叶支气管扩张。今有：胸肋苦满，口苦纳呆，咳嗽咳痰，痰中带血，舌淡苔白，脉弦细。乃肝火犯肺之少阳证，方用小柴胡汤。方药：**柴胡 15g，黄芩 10g，党参 10g，法半夏 10g，炙甘草 6g，生姜 10g，炙麻黄 5g，连翘 15g，赤小豆 20g。**1 日 1 剂，水煎，分 2 次餐后温服。服 3 剂后胸肋苦满明显减轻，食纳大增，仍有腥臭脓痰，脉细缓。守方加减服 20 余剂，诸症消失，CT 复查显示支气管扩张亦消失，痊愈。

清疏肝胆——治疗肝胆郁滞所致的耳鸣、耳聋等疾病

头晕耳鸣病历摘要：王某，女，55 岁。素有高血压病史，近半年来定时于昼、夜 11 时开始头晕，心慌心烦，耳鸣如潮，夜不成寐。MRI 诊为陈旧性脑梗死。平时服降压药北京 0 号和复方丹参片等，虽可使血压降至 146/90mmHg 左右，但上述症状依旧不能缓解。患者仍头晕面赤，纳呆，便秘。脉弦细，舌质红，苔黄。辨为肝胆郁滞，治以**小柴胡汤加减：柴胡 12g，黄芩 10g，党参 10g，半夏 9g，甘草 5g，牡蛎 30g，磁石 30g，生姜 9g，大枣 4 枚。**3 剂，1 日 1 剂，水煎服。3 剂证减，6 剂后诸证消失。3 个月随访，上述症状未再发作。

疏理脾胃——治疗脾胃气郁，腹满胀痛等疾病

慢性胃炎案摘要：郑某，男，56 岁，胃脘疼痛不适反复发作 15 年之久。形体消瘦，近来上腹部饱胀疼痛，餐后更甚，无规律腹痛，嗳气，反酸，恶心呕吐，伴乏力纳呆，心烦失眠。经常用西药和中成药治疗，屡犯屡治，暂时可以缓解，未成大减。辨为：脾胃虚弱，肝气犯胃。方以小柴胡汤加减施治，**方药：柴胡 15g，**

黄芩、党参、法半夏各 10g，甘草 6g，瓦楞子 30g，白芍 15g，生姜 3 片，大枣 4 枚。水煎服，1 日 1 剂，3 剂证减，遵法调治，20 剂诸证除，饮食亦增。

通调三焦——治疗因升降失调所致的疾病

妊娠恶阻案摘要：刘某，女，28 岁，妊娠 50 余天，近一周食入即吐，吐物酸苦，纳呆口苦，胃脘胀满，胸闷嗳气，便难溲赤，心烦头痛。舌红，脉弦滑。治以平肝和胃，方以小柴胡汤加减，方药：**柴胡 10g，黄芩 6g，人参 6g，法半夏 6g，陈皮 3g，砂仁 3g，生姜 6g，大枣 4 枚**。水煎服，1 日 1 剂，1 剂证减，3 剂病除。

除血热散血结——治疗热入血分的症候

产后发热案摘要：陈某，女，26 岁，顺产后发热 1 个月，往来寒热，休作有时，体温 38℃ 左右，检查血培养、血常规、胸片等均正常，经抗炎治疗无效。往来寒热，心烦喜呕，嗜睡纳呆，舌淡苔薄白，脉虚浮。乃妇人伤寒、热入血室，方用小柴胡汤。**药用：柴胡 15g，黄芩 10g，人参 10g，法半夏 10g，炙甘草 6g，生姜 10g，阿胶 10g（烊化），艾叶 10g**。1 日 1 剂，水煎服，分次餐后温服。服 3 剂后诸症悉除。

少阳证——疟疾、黄疸等疾病

乙型肝炎案摘要：周某，男，43 岁。5 年前右肋胀满、纳呆，检查为乙型肝炎"大三阳"，屡治效果不佳。右胁胀满，纳呆乏力，心烦口苦，舌淡红苔薄黄，脉弦。乃肝郁乘土，方用小柴胡汤。**药用：柴胡 15g，黄芩 10g，红参 10g，法半夏 10g，炙甘草 6g，生姜 10g，茵陈 20g，丹参 20g，黄芪 50g**。1 日 1 剂，水煎服。服 10 剂后胃纳渐佳，胁满大减。守方继服月余，诸症消失，复查：肝功能正常，上方调整续服 3 个月，复查乙肝五项仅 HBsAb（+）。又巩固服药 3 个月告终。

小柴胡汤用法与用量

临证如何掌握用法和用量，在讨论时有些学员提出要谈得具体一些，接下来再分析一下小柴胡汤的临床加减。《伤寒论》原方组成：**柴胡 15g，黄芩 9g，人参 6g，半夏 9g，甘草、生姜，各 9g，大枣 6 枚（擘）**。

1. 适应证　主要有往来寒热，胸胁苦满，默默不欲饮食，心烦喜呕，口苦咽干，目眩，苔白，脉弦。

2. 用量特点　柴胡重用，柴胡大于人参、甘草一倍以上。这不仅是从张仲景的配伍而来，很多医家都有这种体会。总体来讲，我觉得这个用量特点，主要把握一点，即用柴胡来发散，它必须在常用量范围内，要用大剂量。不能够像在逍遥散、四逆散里一样，那个用量不够。

如果对比一下，在柴葛解肌汤里用的柴胡，剂量也是偏大的，比一般的疏肝用量要大，这样才能起到发散的作用。

3. **临床加减问题**　围绕着半表半里热的状况，以及肝脾胆胃不和的特点，也要考虑到三焦方面、水道方面。所以，现在临床上涉及半表半里，三焦水道，兼有津液停聚的，应该说占很大的比例。简单地说在小柴胡汤证的基础上主要掌握以下七点：①临证见心烦喜呕偏重，方中去半夏、人参，加全瓜蒌为宜；②临证见口渴里热重的，去半夏，加天花粉为宜；③临证见肝脾不和，腹中疼痛的，去黄芩，加芍药为宜；④临证见气滞痰郁，胁下痞硬者，去大枣，加牡蛎为宜；⑤临证见水气凌心，心下悸，小便不利，去黄芩，加茯苓为宜；⑥临证见表邪仍在，口不渴，有微热，去人参，加桂枝为宜；⑦临证见肺寒有留饮者，有咳嗽吐痰，去人参、大枣、生姜，加干姜、五味子为宜。

4. **临床应用注意事项**　阴虚血少者禁用。那是因为柴胡用量较大，容易伤损肝中之阴血，所以阴虚血少一般不用。

总之，临床应用小柴胡汤，随证加减，因病择药，临床尚需潜心细研，精心体察，博闻才能广识，方可领悟小柴胡汤之奥妙。

柴胡的传说

　　从前有个姓胡的庄主，家里有个叫柴哥的长工得了"寒热病"。胡庄主见他已不能干活，又怕他的病传染给家里人，便想将柴哥赶出家门。柴哥哀求道："老爷，我无家可归，无亲可投，现在又得了病，你叫我上哪儿去呢？"胡庄主一听这话，故作亲热地说："柴哥哟！你先到外面住几天，等到病好了再回来。"柴哥一出门就觉得浑身发软，两腿酸痛，行走费力，便昏倒在一片杂草丛生的水塘边。第二天醒来，柴哥觉得又渴又饿，可是连站起来的力气都没有了，只得用手摘身边的草根充饥。这样一连几天，他也没换过地方，饿了就吃草根。周围的草根吃光了，柴哥就试着站起来，忽然觉得身子有了劲，病也好了，就回到胡家。胡庄主原以为柴哥早死在荒野，不料却见柴哥还能回来，便皱着眉头说："你怎么回来了？""老爷，你不是说我病好了就回来吗？"过了一年，胡庄主的独生子也得了"寒热病"，病情和柴哥一模一样，请了多少郎中也没治好。这时忽然想起了柴哥来，派人找来后，就让柴哥去塘边挖回许多自己吃过的那种草根，煎汤给少爷喝。一连服三天，病果然好了。胡庄主大喜，想给这种草药起个名字，想来想去因为这种草药是柴哥发现的，自己又姓胡，所以就取名叫"柴胡"。

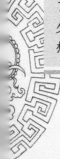

◎柴胡配伍小贴士

以柴胡10g为基础：

配葛根12g，羌活10g，发汗解表，治疗头痛低热感冒；

配黄芩10g，半夏10g，治有往来寒热的感冒；

配常山20g，青皮10g，白芍15g，草果10g，能截疟退热；

配香附10g，郁金10g，当归10g，治疗肝郁所致的月经不调或痛经等症；

配党参10g，黄芪20g，白术20g，升麻6g等，能升举阳气，治疗气虚下陷的久泻脱肛、子宫下垂等症。

注意：阴亏津少及肝阳上亢者不宜使用。

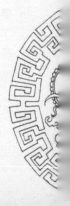

笔记八　胸胁苦满烦难熬　局方施治能逍遥

　　贾老师谈到和法另一个处方时，讲了一个故事。"清朝同治年间，当朝皇太后慈禧得了场怪病，终日倦怠慵懒，山珍海味厌食，孟河医派之一的名医马培之奉昭进京，马培之入宫后就疏通了慈禧皇太后身边的大臣和近侍，得悉慈禧皇太后的真实病因后，开了一个处方——逍遥散，慈禧皇太后服用数剂之后病愈。""逍遥散"名字也很有意境。意思是吃了此药，肝气活泼畅通，心情也随之开朗起来，烦恼抛诸脑后，好似神仙一般逍遥快活。事实逍遥散疏肝效果一流，是治疗肝脾不和的名方。

　　逍遥散出自宋代《太平惠民和剂局方》，脱胎于张仲景四逆散、当归芍药散之类演化而来，后人广泛应用于内、妇、儿、男、五官各科病证。方中当归、白芍养血柔肝，茯苓、白术、甘草补土以培其本，柴胡、薄荷、生姜俱系辛散气升之物，以顺肝之性，而使之不郁。诸药相伍，既补肝体，又和肝用，气血兼顾，肝脾并治，诚为调肝理脾，开郁散结之良方。

　　谈到组方问题时贾老师还给我们介绍了他编写的歌诀**"逍遥散用当归芍，柴苓术草加姜薄，肝郁血虚脾气弱，肝郁若甚丹栀着"**。更加深理解记忆。

　　当谈到逍遥散的临床作用时，他很同意北京中医药大学王绵之教授的观点，认为："逍遥散具有从三个环节调整脏腑功能的特点，既有肝郁，又有血虚，还有脾虚。是先血虚还是先肝郁；是有血虚导致肝郁，还是有肝郁导致血虚，都有可能。所以，在逍遥散的方证中，三者的关系是互相影响的，治疗时照顾不到任何一方都是不行的。本方当归称为第一君药，白芍称为第二君药。臣药是白术和茯苓，健脾利水，要注意白术与茯苓的用量比例，两者用量相平时，侧重的是健脾气、助运化；如果茯苓大于白术，就侧重于利水健脾。"

　　逍遥散在后世的发展，临床上最常用的就是加味逍遥散。即原方加入丹皮与栀子，以治疗血热相搏、月经不调等证。还有黑逍遥散治疗痛经也非常实用。前面我只谈了最基础的理论，学习的关键在于应用。至于逍遥散临床加减和应用问题，我谈五点体会。

肝火偏盛常失眠　丹栀逍遥会安然

丹栀逍遥散又名加味逍遥散，系明·薛立斋《内科摘要》载方，即逍遥散加丹皮、栀子而成，具有疏肝健脾、和血调经之功。适用于肝脾血虚，化火生热，或烦躁易怒，或自汗盗汗，或头痛目涩，或颊赤口干，或月经不调，少腹作痛，或小腹胀坠，小便涩痛等。

病案举例：孙某，女，48岁，患高血压病8年，头晕、失眠已五六年，但近2年血压一直控制在正常范围。更医多次，唯头晕、失眠未减反剧。曾服中药酸枣仁汤、归脾汤等而无明显效果，经常依赖安眠药来维持。近2个月来睡眠更差。近日几乎彻夜不眠，偶或勉强入睡，亦稍寐即醒，醒后自觉头脑昏涨，纳食不香，依靠"艾司唑仑"尚能维持每晚1～2小时睡眠。刻诊时神情疲惫，心烦不安，胸闷嗳气，面色泛赤，大便2日未行，常感头脑不清、记忆力减退，烦躁易怒，失眠多梦，口干口苦，脘腹痞满胀痛，纳呆，舌红苔薄黄乏津，脉弦数。辨证为肝火偏盛，化热扰心。治宜理气解郁，清热安神。方以**丹栀逍遥散加减**：当归12g，白芍12g，柴胡12g，香附15g，川芎10g，枳壳12g，栀子10g，牡丹皮10g，枣仁25g，远志10g，石菖蒲10g，合欢花10g，龙骨30g，牡蛎30g，甘草3g。水煎服，6剂。服药后胸闷心烦好转，睡眠亦有所改善，上方加减，服药10余剂，睡眠转佳，诸症渐安。

> **按：**《内经》云：寐本乎阴，神其主也，神安则寐，神不安则不寐。本例患者乃由肝脾血虚，化火生热，郁热搅乱而心神不安，丹栀逍遥散疏泄郁热，神安则寐，诸症可愈。

临经腹痛好多年　自认正常不可传

黑逍遥散出自《医略六书·妇科指要》，即逍遥散加地黄而成，具有疏肝健脾、养血调经的功效。适用于肝脾血虚，临经腹痛等证。

病案举例：王某，女，19岁，自13岁月经初潮以来，每于经前少腹作痛，起初自以为是女人的事，羞不可言。每于腹痛时吃一些去痛片，或用热水袋敷一敷。严重时在诊室打一针。虽经治疗，从未减轻，近半年来变本加厉，经来腹痛难忍，痛苦欲死。昨日来经，无奈前来就诊。自诉：本次发作腰酸腹痛较前更甚，伴泛恶纳减，夜不成寐，致两胁作痛，头痛目眩，口燥咽干，神疲乏力，乳房胀痛。查舌红苔薄腻微黄，脉弦虚。辨为：肝脾不调，治以疏肝健脾，养血调经。方用：黑逍遥散加减治疗，**药用：**生地黄20g，当归12g，白芍12g，柴胡12g，香附 15g，川芎 10g，甘草 3g，炮姜 6g，大枣 4 枚。水煎服，1 日 1 剂，腹痛大减，3 剂诸证均除。

> **按**：痛经之疾，少女不鲜，主因气血运行不畅所致。纵观各家论述不外温、补、清、泻之法。本例患者是因肝脾血虚，肝脾失调，行经不畅。治以疏肝健脾，健脾则谷能运化精微统调血液，疏肝则逆气自顺，血运通畅，痛经何能不除。

行经头痛很愁烦 辛芷逍遥解难言

临床用逍遥散加细辛、白芷治疗头痛。方药具有疏肝解郁、祛风止痛之功。适于肝郁气滞，血脉不通，或风寒邪阻于脉道，而头痛、鼻塞、胸腹胀痛、遇怒加重、经行腹痛等。

病案举例：辛某，女，36 岁。患者额痛连及头痛，遇劳急躁或生气即作，头痛甚则恶心、呕吐，伴有月经延期，经前腹痛，胸腹憋胀不适，月经色暗量少，舌淡苔薄白，脉弦细，证属肝郁血虚，气滞血凝而致，治以逍遥散加细辛、白芷。

处方：柴胡 12g，白术 12g，白芍 12g，当归 15g，茯苓 15g， 薄荷 3g，白芷 10g，细辛 3g，甘草 3g，生姜 3 片为引，3 剂，水煎服。

服药后月经循时而至，但色暗甚少，腹不痛，头痛消失。嘱其避风寒，慎起居，调情志，继服上方 6 剂，以后每月经前服药 6 剂，直至 3 个月不复。

> **按**：肝为藏血之脏，主疏泄，有调畅血行之功，经血的来潮，血海的盈亏，与肝的疏泄功能有密切关系。若肝失疏泄，血海空虚，或肝郁气滞，血行迟涩，则经血无源，或经血凝涩而经期延后，血脉欠畅而经行腹痛，经脉不通则额痛甚或连及头角，方用逍遥散疏肝解郁，养血活血，合辛、芷，温通经脉，调畅肝气，血脉流通即诸症可愈。

胸闷气短肝作扰 方加生脉血过桥

逍遥散加生脉散临床运用，具有舒肝气、益心阴之功。适用于肝郁气滞，郁火伤阴，而出现胸胁胀闷疼痛，心悸气短，心烦口渴，咽喉干痛等证。

病案举例：杨某，男，66 岁。患者半年来遇劳自觉心慌气短，心烦胁胀，双腿困软，自以为劳累，未曾在意。近月来发作频繁并加剧，故前来求治。查心电图，仅示心电轴中度左偏，又做心电向量，示左前分支传导阻滞。自诉：心慌胸闷胁胀，心中烦躁，伴有牙痛咽干，饮食甚差，烦热面赤。刻诊：舌质淡暗，舌体胖，有齿痕，苔白厚，脉弦细数。辨证：属肝气郁滞，肝火上炎，气阴不足，心失所养所致。施以逍遥散合生脉散治之。**处方：柴胡**12g，**当归**15g，**白芍**20g，**白术**12g，**茯苓**15g，**薄荷**3g，**党参**15g，**麦冬**12g，**五味子**12g，**炙甘草**3g，**炮姜**6g，**赤芍**6g，**丹参**10g，**川芎**6g。3剂，1日1剂，水煎服。服上药后，自觉诸证均减，食欲亦增。仍感稍有胸闷，气短，前方党参易人参10g，继服3剂，胸闷气短缓解。继用前方6剂，诸证消失。在原方基础上加减继服15剂，又做心电向量，显示左前分支传导阻滞基本消失。嘱其注意休息，避免劳累，保持心情舒畅，以善其后。

> **按：** 逍遥散能疏肝理气，生脉散善益气养阴。然两方组合可解肝郁，息相火，病自除。
>
> 该患者素有气阴两虚，心血失养，时遇肝气郁滞更加重心失血养的病情，临床常见不鲜。只要辨证无误，药用逍遥散合生脉散皆效。余临床体会对治疗早期冠心病具有一定的疗效。先后治疗早期冠心病（有单支传导阻滞的），不完全统计30余例，均获得满意的疗效。治愈的患者满意地说"早期冠心病吃中药胜于搭桥"。此法有待于探讨。

慢性咽炎很心烦　加减逍遥可解难

逍遥散合厚朴半夏汤治疗慢性咽炎。慢性咽炎在临床上视为常见病，中医属于"梅核气"的范畴。好发于成年人，女性较多见。常因肝气郁结所致。余在临床试用逍遥散加减治疗收到良好的效果。

病案举例：患者，赵某，女，46岁，3年来，经常有咽干咽痛，咽中有异物梗塞，吐之不出，咽之不下，伴两胁胀痛，反复发作，多处求治，曾用中西药均不显效。近半年加重，影响到昼不欲食，夜不成寐，故莫名前来求治。查：咽部轻度充血，舌淡红，苔薄白，脉弦细。治以疏肝解郁，清热利咽。方用：逍遥散合厚朴半夏汤加减。**方药：柴胡**12g，**当归**10g，**白芍**15g，**白术**12g，**茯苓**12g，**薄荷**6g，**玄参**15g，**桔梗**15g，**麦冬**12g，**牛蒡子**15g，**陈皮**12g，**半夏**12g，**厚朴**12g，**紫苏叶**9g，**甘草**6g，**生姜**3片为引。1日1剂，水煎温服。服6剂后，自觉咽痛、咽干、喉中异物感减轻，咽部充血消失。尊方加减继服10剂，诸证均消失。1年后随访，未再复发。

> **按：**本证病因多由七情所致，然七情之中，思则气结，怒则气上，忧则气聚，导致气机紊乱，搏结于咽部而为病。治当以行气降逆，疏肝解郁，活血补血为大法。方以逍遥散合厚朴半夏汤合用，临证非常有效。

总而言之，临床应用逍遥散主治肝郁血虚，寒热往来，头痛，胁痛，食少，妇女月经不调，男子肾气虚弱等证。广泛应用于内、外、妇、儿、五官等科诸证，加减变化灵活自如，若出奇兵，屡起沉疴，效如桴鼓。正因为应用广泛，行之有效，后世医家研究变方甚多，据不完全统计，现已有入书载刊的逍遥散变方 80 余首。我今天只略谈一二，都是临床最常见的情况，同学们只要学会使用逍遥散，临床就能为不少患者解决很多痛苦。临证可以大胆使用，而且安全有效。由于时间关系，我今天先谈到这里，以后有时间再继续探讨。

当归的故事

传说，在很久以前，有一对夫妻十分恩爱，但不幸妻子患病，多次求医无效，丈夫便决定亲自去一座人迹罕至的深山采药，发誓一定要治好妻子的病，临行前对爱妻说："我如三年不归，那就是我死了，你可以改嫁他人。"不料，他果然三年未归，可怜的妻子为生活所逼，不得已就改嫁了。谁知事隔不久前夫采药归来，妻子后悔不已，觉得对不起前夫，便将前夫采来的药大量服下，意欲自杀，结果反而把病治好了。后来人们就把这种药草取名为"当归"。正如唐诗所云："胡麻好种无人种，正是归时又不归。"李时珍在《本草纲目》中写道："古人取妻为嗣续也，当归调血为女人要药。"有恩夫之意，故有当归之名。

◎郎中秘藏单验方（当归妙用）

1．用当归 10g，川芎 5g。水煎服，煎好后加黄酒 10ml 服下。每月于月经前一周用三剂，连用三个月治疗月经不调。

2．用当归尾、红花各 9g，川牛膝 6g。水煎温服。治月经逆行从口鼻出，一剂可见效。

3．用当归 30g，龙骨 60g（炒赤），香附 9g（炒），棕炭 15g。上为一剂共为细末，小米汁调为丸，如梧桐子大，每次服 9g（约 25 粒），每日 2 次，空心服。治血崩（功能性出血）一剂可效。

4．用当归 10g，桂心 5g，白芍 10g（酒炒），蒲黄 10g（炒），血竭 6g，延胡索 10g。水煎服，煎好加黄酒 10ml，每日一剂。治疗子宫肌瘤，脉滞涩者，半月有效。

5.当归 10g，白芍 30g，茯苓 12g，白术 12g，泽泻 15g，川芎 15g。用水 1100ml，煮沸后以文火再煎 40 分钟，取汤液 300ml，一日量，分三次温服。治疗妊娠腹痛，一剂见效。习惯性流产，3 剂可效。若有腹泻者白芍减半。

6.治疗妊娠饮食如常，小便困难者。用当归 10g，川贝母 10g，苦参 3g。水煎分 2 次服，一般一剂可愈。

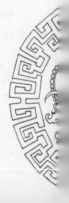

前年冬天，大雪连绵，隔不了十天，就下一场，一下就是六七天。大雪堵塞了交通，压断了电线，造成了近世纪罕见的灾难。那段时间贾老专家门诊患者也是络绎不绝，贾老的几位徒弟也都成了治疗冻伤的能手。

　　要说冻疮患者，每天都有数名，大多都是青少年学生，冻伤手足和耳朵者居多；也有青年妇女和男士，还有中风后的老年人。其中 1 例女性患者，28 岁，每年都冻脚冻手，今年更加变本加厉，伴有痛经。主诉：手足经常怕冷。小于医生检查患者双手紫红、肿胀、冰冷、脉沉细、舌淡苔白，便开了**处方：当归 10g，桂枝 10g，白芍 10g，细辛 3g，小通草 6g，炙甘草 6g，大枣 5 枚**。处方开完后交给贾老审查，贾老说此乃血虚寒凝，经脉不通，邪热内蕴，治以当归四逆汤加减较妥，辨证施治都不错，再加上川芎 10g，忍冬藤 20g，生姜 5g 会更好些。并嘱咐煎药 2 遍，合并饮用，第 3 遍煎后泡洗患处，每次 1 小时，可反复使用。二诊，经用药 6 剂后冻烂之溃疡处已愈合，手背、手指肿胀已减轻，继用原方加防风 5g，牡丹皮 10g，6 剂，用法同上而愈。1 年后随访，冻伤再未复发。

　　晚上在讨论会上贾老让小于医生介绍了两则案例。

◎ 案例 1　慢性泄泻案

　　患者，男，46 岁，初诊：1977 年 9 月 1 日。主诉：5 年经常出现大便稀溏，每日 3～4 次，偶带白色黏液，有时腹痛，时轻时重，经多处治疗，长期服药，不见明显疗效。近三周前在本市某医院检查，诊为慢性肠炎，以西药治疗至今，亦无大效，现症：面色淡黄，脘腹隐隐作痛，喜温喜按，四肢怕冷，饮食喜热畏寒，气短神疲，乏力纳欠。舌淡胖，苔薄白，脉沉弱。诊为泄泻，证属脾肾阳虚。治当温补脾肾。以理中汤加味治疗。**方药：炮姜 10g，白术 10g，党参 10g，炙甘草 6g，制附片 10g（先煎），补骨脂 15g，焦乌梅 10g**。水煎服，服 3 剂，脘腹疼痛减轻，精神好转，继服 10 剂，大便正常，余证均除。

　　按：本例患者泄泻（慢性肠炎）已达 5 年之久，症见食欲不振，饮食喜热畏寒，为脾阳虚；四肢偏冷属肾阳虚，脘腹隐痛，喜温喜按，舌淡胖，脉弱，乃脾肾之阳俱虚。投理中汤以理中乡之阳，正适其证。为加强疗效，加附子、补骨脂温补肾阳，焦乌梅以收敛固肠止泻，立见其功。

◎ 案例2　胃脘疼痛案

赵某，男，36岁，1977年11月10日初诊，胃中胀满半月余，现胃胀稍缓解，稍疼痛，仍喜温不喜按，气短、乏力，有时打嗝，便溏稀。既往有过急性胃痛和心肌供血不足病史，经某医院诊断为"**胃扭转复发**"。脉沉弦缓，舌淡稍红苔薄黄。证属脾阳不振，升降失司，又挟里热，治宜温中健脾，行气宽中，佐以清热，**方以理中汤合厚朴、生姜、半夏汤加减：党参20g，干姜10g，白术15g，半夏10g，枳实10g，川厚朴10g，陈皮10g，黄芩10g，白芍15g，茯苓15g，香附10g，川楝子10g，炙甘草6g，3剂，水煎服。**二诊：11月15日，服药后稍好转，肚子有时咕噜咕噜作响，会放屁，脉舌同前。上方去白芍加太子参15g，桂枝10g。3剂，水煎服。诸证除而愈。

> **按：**本例患者病久体虚与天气转寒旧病重燃有关，症见：腹满泄泻，喜温喜按，属脾阳不振；打嗝、气短、乏力，乃为心脾两虚，脾失运化升降为主。故投理中汤佐加降逆方效。

小于医生把案例介绍完，贾老对"温法的临床应用"做了全面讲解：关于"温法"的运用，最早见于《素问·至真要大论》说："寒者热之""劳者温之""热因寒用，寒因热用""热之而寒者取之阳。"这些论述告诉我们，寒邪所致的寒证当以热药治之，劳累和房劳耗阳所致阳虚者当以温阳为法。

🌿 "温法"医寒——尊证施方

"温法"是治疗寒证的基本法则。从案例来看，寒证有表寒、里寒之分，有在脏腑、在经脉之异；从性质来看，寒证有阳虚、阴盛的不同，因此，"温法"在临床应用时又有许多具体的配伍法则。"温法"常用的配伍法则，有温散表寒法（辛温解表法）、温下寒积法、温肾壮阳法、温阳化饮法、温补脾肾法、温寒活血法、回阳救逆法、温中祛寒法、温经散寒法等。前六种"温法"的配伍法则，已分别在"汗法""下法""补法""祛痰法""活血化瘀法"里进行了讨论，现在讨论的重点是**"温中祛寒法"**的临床应用。

温中祛寒法适用于中焦虚寒证，其主要代表方剂有理中汤、小建中汤、吴茱萸汤等。上面列举的案例均为脾阳不振、中焦虚寒、运化失职、升降失常所致的患者，用理中汤加减治疗，效果非常显著。以下就该方做具体分析。

理中丸（汤）这个方子，各位学员都比较熟悉。理中丸（汤）出自《伤寒论》，丸剂，在《金匮要略》中叫人参汤，方药未动做汤剂，故亦可熬汤喝。本方由人参6g，干姜5g，炙甘草6g，白术9g组成。原方用法：上四味，捣筛为末，蜜和为丸，如鸡子黄许大，以沸汤数合，和一丸，研碎，温服之。日三服，夜二服。

腹中未热，益之三四丸，然不及汤。汤法，以四物依两数切，用水八升，煮取三升，去滓，温服一升，日三服。若脐上筑者，肾气动也，去白术，加桂四两；吐多者，去白术加生姜三两；下多者还用白术；悸者，加茯苓二两；渴若得水者，加白术，足前成四两半；腹满者，去白术，加附子一枚。服汤后，如食倾，饮热粥一升许，微自温，勿发揭衣被（现代用法：蜜丸，一日二三次，每次9g，开水送下；或按原方酌定各药用量做汤剂，水煎服）。

张仲景用本方治疗由脾胃虚寒而致的胸痹，或痛后喜唾涎沫等病。其主要是中焦虚寒，阳气不足所致的病证。脉象常见沉细或沉迟无力，若有气虚则濡弱或大而无力，舌苔白润。

理中丸应用——病机证候要识全

主要病机是中焦虚寒，所以出现一些症候：如四肢不温（是失温），不欲食、吐、利、腹痛（是失运），或抽搐（脾失传化），喜唾涎沫，或出血（脾失固摄），或胸痹（寒邪凝滞、心脉痹阻），故呈现舌淡苔白润，脉沉细或沉迟无力。

阳气不足，作为气，它还有固摄作用，也可以对人体津液的固摄、血液的固摄产生影响。所以，在理中丸主治当中，有阳虚失血，病后喜唾涎沫。临床上，过去看一小孩长期吐、利、泄泻，经常流口水，病后喜唾涎沫，即对津液失去固摄。阳虚失血，一般以下部出血居多，因为理论上讲，吐血、衄血、便血，以及月经过多等，用此药都可以，但一般以下部出血的为多。

中焦虚寒见证，刚才讲到温煦的能力，四肢不温，四肢清冷，以及腹痛，喜温喜按，吐、利、呕吐、泄泻，以及舌象、脉象，这是基本的，反映出中焦阳虚失去温煦，失去温通，失去温化以后的一个表现。

主治里证还有阳虚失血、胸痹，均是由于阳虚之后相对的阴寒内盛，寒性收引气机不通，心脉痹阻，造成这种阳虚型的胸痹。这个方是基础方，所以即使是阳虚型胸痹用此方，还要结合其具体有没有瘀血阻滞，是否是痰凝，痰湿凝滞，胸痹往往兼夹痰瘀。由此加减组成一些复合方剂。此方是基础方，能反映基础病机，包括病后喜唾涎沫，这都是阳虚不能固摄而成。

方义分析：关于理中丸（汤）方，何为君药？前面说过，由于出处不同而有别。许多人认为，作为理中丸证，治疗是以中焦虚寒所产生的各种病症，因此是以温中散寒为主，补气健脾为佐。应以干姜为君药；人参温补脾胃为臣药；佐以白术健脾；使以甘草助人参补气，调和药性。主治中焦虚寒，自利不渴，呕吐腹痛，霍乱，不得饮食。这里讲的霍乱，是指吐泻交作，实际上是虚寒性急性胃肠炎。另有阳虚失血，小儿慢惊风，都可用理中丸，但阳虚失血者，将干姜改为炮姜，使整个方子不那么辛燥，可以更好地入血分，更好地止血。阳虚失血是阳气虚，血不归经所导致的出血，与热迫血妄行是两个机制，所以要温阳益气来加强摄血的作用。小儿慢惊风以及病后喜吐是由中焦虚寒所致，慢惊风是小儿长期生病所致脾胃虚寒，不思饮食，致营养缺乏。久病致脾亏，食少则营赢。同时加泄泻，泻久又伤津。此时，只能以丸药调理，缓和地健脾止泻为妥。

前面说了理中丸，又介绍了人参汤，这里我简单介绍用人参汤治疗胸痹的体会。关于胸痹的治疗，在《金匮要略·胸痹心痛短气病脉证治第九》篇中指出：一般都用瓜蒌薤白白酒汤治疗。胸痹发作时可见到心痛切背，气短，胁下逆抢心，即胁下有气往上顶冲到胸部，这是由于心阳不振足，不能制约下焦，寒水上犯所致。这种证候亦有虚实之分，治疗的时候有两个方子，实证用瓜蒌薤白桂枝汤；虚证用人参汤，即理中丸方，不做丸而做汤。方即：人参、甘草、干姜、白术各三两，以水八升，煮取三升，温服一升，日三服。

说到人参汤和理中丸的比较，药物虽然不变，用量有所不同，人参汤以人参为君药，因为先要大补元气，再用干姜温中散寒，使心脾的阳气能得到充分补充，才能通痹止痛而平逆。所以，这个方子用于不同的病症，就得有不同的组合。在临床上用于理中丸证时，可以用党参。因为这个证主要是温阳。如果是治疗胸痹证时，要大补元气，就得用人参而不用党参，因为党参补气力不及人参。

说到胸痹证，现在这种病也比较多见，名家的经验也比较多。我在临床上的体会是，一般情况，要按照三大原则治疗，即温中益气、降逆平冲、化瘀通心络，效果还不错。我用人参汤时看情况加大人参的剂量；再加上大量的生姜（可用到20g以上），可促温中效果；再配一些降逆的药，如枳壳、降香或香橼等；再配些活血药如当归、红花、丹参等，必要时用小剂量川芎（用 3~6g，量大易上窜太过造成头痛甚或脑出血），以防脑缺血；还可用强心药，如远志、石菖蒲、柏子仁等；有心悸、心烦的再加些酸枣仁、灵磁石更好。还要注意的是在治疗胸痹时，一定要用汤剂而不能用丸剂。一是丸者缓也，病须急治，二是丸剂是死方不能随证加减，对症施药。

以上这些说明方剂的组成不同，是由于见证有别。所以在解释理中丸组方的时候，对君药提出了不同的看法。古人在方中用人参的用意是为了补气、生津，防止伤阴而设。

关于理中丸的加减变方。如理中丸证有腹满加附子，就成了附子理中丸，驱寒止痛作用更强，也就是说理中丸证的重证，均可用附子理中丸；本方加桂附，即为桂附理中丸，与此同理，治疗阳虚更甚，畏寒肢冷，下痢清谷为宜；还有理中丸加茯苓、半夏，谓理中化痰丸，也是四君子汤加干姜、半夏，是治疗寒痰的好方；临床见到脾胃虚寒且痰多的，可以把本方作为基本方，加减制丸长期服用，治疗慢性哮喘，发作时能平喘以治标，不发作时能健脾祛痰以治本，乃是标本兼治的好方法；还有桂枝人参汤，也是《伤寒论》的方子，即人参汤加桂枝，适用于中焦有寒而兼表证。施治时要把桂枝和甘草的用量加大。同时提示误下则伤阳比如和解剂中调和肠胃法中的心下痞，就是这样形成的。桂枝人参汤就是里虚寒而表未解，条文清楚地指出："太阳病，外证未除而数下之，遂协热而利，利下不止，心下痞硬，表里不解者，桂枝人参汤主之（163 条）。"从此看出，中焦虚寒而兼表证，需要表里同治，可考虑用理中丸、人参汤加上桂枝，特别要加重甘草的用量。桂枝配甘草可促心脾之阳，在许多方中都可见到。如《伤寒论》第 64条："发汗过多，其人叉手自冒心，心下悸，欲得按者，桂枝甘草汤主之。"所以，桂枝与甘草合用有促心脾之阳的作用。还有不少组方，如加山楂、麦芽、神曲是楂曲理中汤，治疗脾胃虚寒，胃不纳谷，不欲饮食；本方加砂仁、半夏是砂半理中汤，治疗脾胃虚寒，胃不降浊的呕吐；如临床见到气机阻滞所致的脘腹胀满，可用枳实理中汤，即本方加枳实、茯苓组成；临床见到大病后，口吐涎沫者，可用本方加益智仁、山药治疗；临床见到脾虚失血者，如呕血，便血者，可用胶艾理中汤，即本方加黄芪、当归、阿胶、艾叶组成；临床见到妇人经期延长或崩漏下血者，可用本方加艾叶、益母草，即固本止崩汤治疗。

临证只要掌握了理中丸、人参汤这个基础方，随证化裁就很容易了。学员们在临床中，要会用中医基础理论和诊断方法，综合分析，然后辨证论治，就会很快提高自己的水平，临证一定会左右逢源，得心应手。今天就介绍到这里，明天再分析"回阳救逆法的临床应用"。

用附子的经验

附子类别：有生、炮两种。其作用不同，生附子用于回阳救逆，如四逆汤、干姜附子汤、白通汤等；炮附子用于温经止痛，如附子汤、甘草附子汤、大黄附子汤等。用生附子一定要去皮，因皮中乌头碱含量较大，容易中毒。

剂量：考证医圣仲景有 33 方之多用到附子，小剂量 1~2 枚，多用于治疗脉沉细，四肢逆冷等，大剂量 3~5 枚，多用于治疗关节疼痛或心腹疼痛等。后世在附子用量上悬殊较大。笔者考察，每剂小剂量用 3g，大剂量可用到 250g，如当代名医《吴佩衡医案》中记载：吴佩衡治疗云南某医院院长秦某之子，发热 20余日不退案，用附子 250g 治愈的实例。一般剂量 5~15g 为宜，最多可用到 30g即可。

煎法：煎服法也有讲究。若用于回阳救逆时，宜久煎，可增效减毒。笔者经验，用 10g，先煎 15 分钟；用 20g，先煎 30 分钟；用 30g，先煎 45 分钟；用 40g，先煎 1 小时。再加量，至 100g 以内，均先煎 1 小时。若用于止痛时，不宜久煎。把附子打成小块，煎 10 分钟，无麻味即可。关于煮药加水问题，我采用当代名医朱良春的经验，水一次加足，中途不要再添加冷水。

解毒法：如出现轻微口麻，待半小时，可自行缓解。如果用量偏大出现中毒，可用甘草 10g，绿豆 50g 煎汤温服以解之；或口服浓茶水，也有解毒作用。

笔记十　阴阳离绝阳衰微
　　　四逆急用即转危

　　第二天，吃过晚饭，我们几个实习生提前都在医院会议室等待"学术讲座"的开始。七点钟，贾老师又接着讲"温法"中的"回阳救逆法在临床上的运用"。

　　回阳救逆法是适用于阳气衰微、阴寒内盛之证的治疗方法。临证见到四肢厥逆，脉微细欲绝，是阳气衰竭出现亡阳的危象。从病机分析，阴盛阳微，这里的阴盛是阴寒盛，也是邪气盛。那么，这时体内的真阴如何呢？真阴同样是虚的。其因是汗、吐、下等因素所致的阳不化阴，此时体内虽然有阴，然阴不能与阳相配，而化生物质，故阴同样是虚的。

　　我们要学好这个治法和方证，先要搞清阴阳关系。《内经》云："阳在外，阴之使也；阴在内，阳之守也。"故"阴平阳秘，精神乃治"。所以说，阴阳是相互维系的。阳来蒸化阴，阴来维护阳，达到阴阳平衡，身体才能良好。《内经》又云："阴阳之要，阳秘乃固。"阳不秘则不固，不能固，阴就不能化，气就外泄。我们知道了阳虚了以后，阳就不能固阴，进一步造成阴阳俱虚，就不能达到"阴平阳秘"，而成了"阴阳离绝，精气乃绝"。所以说，凡是阴寒极盛，阳气也极虚，随之就会发生阴阳离决，所以要抓紧时间救逆转危。

　　这要从主症说起，其主症是四肢厥逆，四肢厥逆就是四肢逆冷不温，其特点是手冷过肘，足冷过膝，而且这种肢冷，穿衣捂被也不会热，手捂着也捂不热，中医术语称之"按之不温"，这是阳虚的特点。《内经》中说："下虚则厥"，是指下焦肾气虚，也就是阴不得阳的温化则厥，这种厥是阴盛所致的寒厥。

　　我们今天讨论的四肢厥逆针对的就是寒厥，是由下焦肾阳虚所致。寒厥还有一个特点，是恶寒蜷卧，也是阳气不足的表现，因阳受气于上焦，以温分肉。阴气盛，阳气虚则振寒，说明不但有寒而且寒势较甚。还有神衰欲寐问题，表现了少阴病脉微细，但欲寐。即说明精神衰竭，与阳虚有关。《内经》上说："阳气者，精则养神，柔则养筋"。阳气不能养神，就会出现神衰。关于中医所讲的"神"究竟来自于哪里呢？《内经》上是这么说的："五味入口，藏于肠胃。"古人把饮食归纳为酸、甜、苦、辣、咸五味。因食物的性和味都来自于自然，天地之气生成，所以不同的东西可以养不同的脏腑和器官，如"五味入胃，各归所喜。""酸先入肝，甘先入脾"，就是用水谷以养五脏，于是"气和而生，津液相承，神乃自生"。所以说中医讲的"神"，是建立在物质基础上的。如何知道一个人有没有神，也就是看他的阴阳气血盛衰的外在表现。在基础课中讲过："心藏神，人卧则神藏于心，寤则神寓于目。"就是说，人醒着的时候，神在眼睛当中。在我们诊病的时候，通过望诊观察眼睛，就可知内脏的虚实，神的有无。所以当气血虚弱时，神也就虚了。

通过上面的分析，关于回阳救逆证，既有阳虚又有阴虚，还有外邪寒盛。外来寒邪可由两方面而来，即传经和直中。所谓传经就是病的时间长了，或是没及时治疗，或是治疗不当，病到后期，变成了虚寒证，不论伤寒还是温病均可如此。通过传经逐渐而来的虚寒证，另一个直中是素体阳虚，突然受邪，邪气一下直中于里叫直中。这是由外邪治病，也有内寒中生的。总之是素来身体阴气盛阳气虚的缘故，说明阳虚则生内寒。

上述的病机我们搞明白了，下面具体讲一下回阳救逆的代表方剂——四逆汤。四逆汤出自于《伤寒论》，由**附子 5～10g，干姜 6～9g，甘草 6g（炙）**组成。

用法：以水三升，煮取一升二合，去滓，分温再服。强人可大附子一枚，干姜三两。现代用法：附子先煎一小时，再加余药同煎，取汁温服。

功用：回阳救逆。

主治：①少阴病，证见四肢厥逆，恶寒蜷卧，呕吐不渴，腹痛下痢，神衰欲寐，舌苔白滑，脉象微细。②太阳病误汗亡阳。

下面把四逆汤做个简单的分析：历代医家讨论很多，认识不一。关于组方的看法，有人认为甘草是君药，大多数认为附子为君药，我也认为附子应该为君药。因为本方主治的证候属阴寒里盛，阳气衰微。出现了四肢逆冷，明显是下焦阳虚而阴盛，治疗主病的药物应该为君。附子能温补命门，壮肾阳，能够祛里寒，理当为君。再有附子配干姜，干姜辅助附子，脾肾同治，同温脾肾之阳，干姜应为臣药。本方以甘草为佐药。甘草的作用甘缓，能制约温热药物姜、附至于过分峻烈，又与干姜相配，可起到温中益气健脾的作用。

在临床上究竟如何合理使用四逆汤呢？下面贾老介绍了一个案例。1976 年 10月 20 日，住院部邀请我会诊，我们三个实习生陪同前往病房。患者，姜某，男，30 岁，呕吐纳呆入院，检查未发现实质性病变，经治疗一周无明显好转。仍有呕吐，纳呆，四肢逆冷，畏寒蜷卧。故请中医会诊治疗。我们一进病房，就看见这个病人钻在被窝里，盖很多层被子，手脚都蜷曲在被窝里，当我们走到病床前的时候，发现他脑门上冒冷汗，冷汗自出，随后摸摸他的脉，摸摸他的手脚，手脚冰凉，手足厥冷，我说他的手怎么这么凉啊，他说我不仅手脚凉，还四肢痛呢。造成这种症状的病机是什么呢？肾阳虚衰，肌肤四肢末梢失温，为什么有冷汗自出呢？是阳不摄阴。肾阳虚衰，肌肤四末失温就会出现冷汗自出，这是第一组症状。第二组症状表现在消化系统上，这就是我们多次提到的下利清谷，完谷不化，泻下不消化的食物。它的病机是什么呢？肾阳虚衰，火不暖土，腐熟无权。从泌尿系统的表现来看，小便清长这是阳不摄阴的表现，或者小便少，小便不利，是肾阳虚衰、气化失司的表现。因为人体的水液代谢要靠阳气的温煦和推动，当肾阳虚衰的时候，温煦的功能，推动的功能失调，于是人体的水液代谢失调，废水不能及时地通过代谢排出体外，就出现了小便不利，小便少。同样都是肾阳虚衰，在临床症状上发生了相反的两种情况，一种是小便清长，小便白；一种是小便不利，小便少。精神症状，但欲寐，那是阴精阳气虚衰，精神失养。不是说肾阳虚衰吗？怎么又涉及阴精了呢？因为阴阳是互根的，当真阳衰微的时候，人体的阴精也不能够化生，所以我们才说少阴病是阴阳俱衰而又以肾阳虚衰为主。我们所说的阴阳俱衰的"阴"不是指的阴寒邪气，而是指的人体的真阴，人体的阴精。阳气虚衰以后不能够化生真阴，不能够化生阴精，于是也就导致了阴阳两衰。阴经阳气虚衰，精神失养，所以就出现了精神萎靡不振，对周围的反应能力下降这样一个精神证候。脉象，少阴阳虚最轻的是脉沉，阳气虚不能够温通四周，阳气闭在体内，所以最轻的是脉沉，其次是脉微细，再重的是脉微欲绝。最重的是脉沉伏不出，或者说脉不出，摸不到脉，这是阳气虚，鼓动无力的表现。通过上述全身的症状，消化系统的症状，泌尿系统的症状，精神症状和这样的脉象，我们就把它叫作少阴阳衰阴盛证。那这种证候怎么治疗呢？就用四逆汤回阳救逆，使阳气回来。不是有手脚发冷吗？手脚发冷在《伤寒论》中叫厥逆，那就用四逆汤来回阳，驱寒，救逆。并嘱咐患者药物煎好后，稍凉时缓缓频服，服药后2小时则吐止，四肢稍温。服两剂症大减。

有学员问，回阳救逆法中有几个方子，临床如何应用？下面做个简单的比较。先说一下四逆汤和干姜附子汤。干姜附子汤中的干姜是一两，附子选择的是大的一枚；四逆汤中的附子是一般附子一枚，干姜是一两半，强壮的人可用大附子一枚，干姜三两。大附子的剂量是一般附子量的二倍。再从服法上看，干姜附子汤是一次服完；而四逆汤是以水三升，煮取一升二合，分温再服，实际上附子才半量，比干姜附子汤量小。从症状来看，干姜附子汤所治疗的证是昼烦夜安，不呕不渴，无四肢逆冷，也无泄利，是表证过下之后，或误汗后，见到的昼日烦躁，是重伤了阳气所致。从药性分析，附子与干姜比较，附子走而不守，干姜守而不走；而生姜与干姜比较，生姜是走，干姜是守，干姜就不如生姜能散邪，干姜善于温中。至于甘草的应用，在四逆汤中使用，是因为阴寒内盛，急需回阳救逆。而干姜附子汤不用，是因为出现"阳虚烦躁"，急于回阳除烦，所以不用甘草。

再者寒的症状越多，相对来说阳微的程度也就越甚。决不能单用辛热之品来回阳，需要注意的是防止阳强而外越，加上甘缓之品为妥，这是一种反佐的办法。也有人主张服用四逆汤时可以用冷服的办法，这也是反佐的一种办法。使用反佐法的目的是因在邪气太盛时，为了防止用药过程中可能发生药物与病证格拒不入的现象发生，所采取的安全用药的方法。《内经》谓"甚者从之"的方法。这都是我们应当接受的方法。

还有临床见到霍乱吐利并作，不仅重伤阴液，而且阳气亦随之而亡。四逆汤证本有四肢厥逆，脉微细。阳气衰无力温煦周身。若剧烈吐利后，利止而恶寒踡卧，四肢厥逆，精神萎靡，或四肢拘急，脉沉微。证属亡阳液脱之危候，急当回阳救逆、益气养阴、生津固脱，可急用四逆加人参汤。用人参的目的是重在补益气阴，还得注意虚不受补的问题，用量不宜过大，用量大了又可致吐或纳呆。

　　贾老又介绍他在门诊看过的一个案例。1977 年 8 月 20 日初诊，患者李某，男，45 岁，农民，于一周前，曾因天气炎热，饮用冰镇啤酒两瓶，又食不少瓜果，当天晚上就出现腹痛，吐泻，急忙到当地卫生所治疗，输液后又口服药物治疗，纯西医治疗 3 天，腹痛、吐泻得到了控制，但感到四肢冰冷，气短不欲食，于是来我院求治。查其面色白，腹部柔软无压痛、反跳痛，小便清长，大便自调。舌淡，苔薄白，脉沉弱。辨证为肾阳不足，脾胃气虚。治当温肾益气，健脾和胃。用四逆加人参汤加味。**方药：制附片 10g（先煎），炮姜 6g，炙甘草 6g，人参 6g，白术 10g，生姜 5g，大枣 4 枚。**水煎服，3 剂，肢体转温，思食，又 3 剂，一切正常。

　　下面说一下白通汤。白通汤治疗少阴病，四肢厥逆，脉微细，但欲寐，出现阳衰阴盛的格阳于上戴阳的证治。也就是少阴阳气衰微，阴寒内盛，格拒虚阳上浮之戴阳证，故用白通汤破阴回阳，宣通上下。其特征是面部独赤，周身一派寒象，此证属于真寒假热。说到这里有学员问，本方用葱白为何不用甘草？从药性说甘草是甘缓而和中，葱白是温通而升阳；从病证说，白通汤证是在下利甚的同时出现了脉微，病情更加危急。阴寒盛，阳气虚。因此，在用姜附的同时，急需用葱白来升阳救逆，这就是不用甘草的道理。

　　再给大家介绍一个案例，是小袁医生实习时和我一起看过的：患者，郭某，男，40 岁。1976 年 7 月 26 日初诊。平素畏寒怕冷。3 天前中午从外边回来，在街上饭店喝了一大杯扎啤，吃了一碗朝鲜冷面，回家睡觉。到晚上八九点钟，即出现腹胀腹痛，阵发性加剧。急忙到附近诊所打了一针阿托品，并给了些解痉止痛的西药，疼痛稍缓解。次日早晨，病情乃如故，又求一中医诊治，医生以为阳明腑实证，予大承气汤，一剂未尽，即出现下利不止。西医又给补液，下利稍减，继而出现四肢厥冷，气短神疲。急来我院就诊。急诊科大夫觉得棘手，当时我在急诊科实习，我建议请贾老会诊。刻诊：面赤如妆，口唇色淡，但欲寐，不欲食，小便清长。舌淡，脉沉弱。辨证为：少阴病阳虚阴盛，格阳于上。建议住院治疗。治宜回阳救逆，宣通气机。予白通汤加味。处方：制附片 15g（先煎），干姜 10g，葱白 6 寸，人参 6g。水煎服，3 剂，利止，肢温，能食，诸证除。

　　贾老按：该患者平素畏寒肢冷，说明是阳虚体质。本次患病是因饱食硬冷，致冷积停滞胃肠，脾虚无力健运，出现脘腹胀痛。前医误认为是实热证，用大承气汤攻下，大泻致阳气大虚，出现了真寒假热的戴阳证。投白通汤加味，急以姜、附回阳救逆，佐以葱白通达上下微络之阳气。因患者还有气虚表现，所以再加人参益气，更促迅速复原。

贾老师又说：前面说了临床上见到四逆汤证下利甚者用白通汤。如果用了白通汤利还不止，四肢厥逆仍甚，脉微发展到无脉，干呕而烦者。就要急用白通加猪胆汁汤。这个方证是阳气和阴液都大伤了，而产生了虚热证象。阴液大伤后而孤阳不守而外越欲脱。因此，采用加猪胆汁、人尿反佐的办法。也就是说，阳虚阴也弱，非热药而不及，然补阳阴大伤，要防格局，所以补阳的同时还得养阴，才能周全。反佐是取其相反相成的功效，而不是用一味不同性味的药，就能达到反佐的目的。

有些学员问养阴的药也不少，为什么要加猪胆汁呢？因胆汁苦寒，能清热泻火还能滋阴。用它的苦寒来反佐，用滋阴来救真阴，故在众多的中药中选用了猪胆汁。人尿可以引火下行，也可补血。从方证来看，白通汤可以破阴散寒，回阳救逆，宣通上下。人尿咸寒，猪胆汁苦寒，二者可益阴滋液，又借苦寒而反佐，引阳药入阴分，破除阴寒对阳药的格拒。在临床上用此方子时没有猪胆汁用人尿也可以，但二者不能都缺而影响疗效。其人尿一般取童便。

下面再说说通脉四逆汤。从原方分析，实际上是四逆汤加量，即四逆汤倍干姜、重用生附子而成，其温阳驱寒力更强。施之能挽回外越之浮阳，速破内盛之阴寒，使微脉渐复，厥逆改善。迅速温通血脉，故名通脉四逆汤。我的体会是在治疗戴阳证的时候要注意两点，一要加大回阳药的用量，用量小可能无功；二要强调用猪胆汁反佐，否则劳而无效。

学古方要尊古，但也不能泥古。关于通脉四逆汤的加减和用法，有些还有待商榷，如用法中有"面色赤者，加葱九茎"就是面赤，加葱九根。我觉得少了一个字，应为面不赤，加葱九根较好。根据白通汤和通脉四逆汤的病机前后分析，医理欠妥，有待商榷。

本方的加减法，根据仲景所谈的或然证：面色赤者，加葱白以宣通上下之阳气；腹中痛者，加芍药能和络止痛；干呕者，加生姜以温胃降逆；咽痛者，加桔梗利咽喉而开结；利止脉不出者，加入人参益阳气且养阴。总之，学习医圣的方药时要以方论证，与病机丝丝入扣，才能获得满意的疗效。

总之，回阳救逆法在临床急诊病人中应用是个很好的方法，能够起到"行之有效，立竿见影"的效果，方法简便，还能减轻患者的经济负担。近来有些医院的急诊科、ICU病房都采用这种方法，均获得满意的疗效。

关于回阳救逆法的学习，今天就先谈到这里，以后有机会再继续探讨。

介绍几种特殊的煎熬药方法

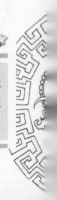

1. 先煎　有时，医生开完处方，会告诉你其中一味或数味应当先煎。这是因为，一个处方中，不同的药其有效成分析出所需的时间长短不一。有些药在短时间内即可获得有效成分，有些药则未必。矿石类及有壳的果实类药物应先煎；

有毒类药物，如附子、川乌、草乌等则更应先下久煎，以减轻毒性。

2．后下　多指含有芳香气味，久煎易失效的一类药物。另外，有一些药，为了留取其峻效，亦常后下，如大黄等。

3．包煎　多是带有绒毛或质地轻，体积小的颗粒种子以及易粘、易被煎煳的药物。绒毛在药汁中不易被去除，服下后刺激咽喉，易引起剧咳。质地轻的种子浮于水面，药汁沸腾时易溢出锅外，所以最好包煎。

4．另煎或冲服　多是一些比较贵重的药物，如人参、羚羊角片等。若将之与众多药物混煎并作为药渣弃去，则太浪费，故应先煎好再兑入药汁服用。还有一些药，根本用不着水煎，只须加热溶化或磨汁兑进药液冲服，如阿胶、鹿角胶、龟甲胶等。

5．煎药时间　药物有可以久煮的，有不可以久煮的；有久煮方能煎出药效的，也有久煮反而降低药效的。因此，把握好药物的煎熬时间亦极为重要，它们常根据药物的质地和功用来确定。

（1）滋补类药物：俗称"补药"。这类药物多系植物根茎、果实；动物的甲、角、壳等，质地坚硬厚实，难于溶解，煎药前常须捣碎，并适当延长煎药时间。一般头汁煮沸后，文火煎0.5～1小时；二汁煮沸后再煎0.5小时左右。个别的须焖煮数小时以上。

（2）解表发汗类药物：俗称"清热解毒药"。这类药物多系植物全草或花、叶，其质地轻扬，气味辛香，富含挥发油，煎熬太久则易使药物的有效成分挥发逸去，降低药效。一般急火煮沸，再煎5～10分钟即可。

（3）一般性药：即普通治疗药，具有多方面功能，故宜视其具体情况而定。一般煮沸后再煎0.5小时即可。

6．注意事项

（1）一剂药煎成后，若由于某些原因暂时不吃，应及时将药倒出，不宜久留罐中，药液在罐中若放置时间太久，发生凝集，影响药效，在夏天还会加速药汁的腐坏变质。

（2）若要保存，如有些汤药或膏剂，最好放到玻璃罐中和瓷坛中，不能放在塑料容器里，塑料容器容易变质。把装好药的容器再放到冰箱里，可以多放一段时间。

（3）不论何种原因若把药煎煳了，药品质量就会发生改变，就不能再服用了，服了可能会造成不良后果。

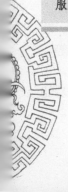

笔记十一　阳盛则热需用寒
阴虚内热清则瘥

今天是周六，晚上又是中医学习班的学术研讨会。主讲嘉宾仍是贾老，主题是"清法的临床应用"。晚上七点钟正式开始。贾老说：我们又聚在一起共同学习中医治法中的"清法"，也是中医针对热邪致病范围广泛的大法。今天我先讲一下概况，然后再以方为例谈谈临床运用。

 ## 欲知"清法"并不难　先从三点开始谈

第一，对"清法"的认识。"清法"是中医学中用来清除热邪，治疗热证的一种方法，是中医常用方法之一。中医的"热证"比较复杂，从疾病的性质来看，有虚热和实热之不同；从疾病部位来看，有表热和里热之异；从发病及发展情况来看，又有卫气营血的区别。具体运用，注意辨证论治。

第二，用"清法"治"热病"的基本工具是方剂，按其作用分为六类。分别为清气分热剂，代表方剂有白虎汤，主治阳明气分实热；清营凉血剂，代表方剂有清营汤、犀角地黄汤等，主治邪热初入营分之证；清热解毒剂，代表方剂有黄连解毒汤、清瘟败毒饮、普济消毒饮、仙方活命饮等，具有泻火解毒的作用，适用于温疫、温毒及火毒所致的烦躁狂乱，吐衄发斑或头面红肿，或疮疡疔毒等证；清脏热剂，这类方剂主要针对某一脏腑火热偏盛之证而设，其方剂有龙胆泻肝汤、导赤散、左金丸、泻白散、苇茎汤、清胃散、黄芩汤、玉女煎、白头翁汤等；清热解暑剂有六一散、清暑益气汤等；清虚热剂有青蒿鳖甲汤，用于温病后期，阴液耗伤之证等。

第三，从疾病方面讲，说一说哪些疾病可以使用"清法"。从现代医学来讲大致有三个方面：首先是传染病，它是由某种特殊病原体引起的，发热是其共有的症状，也是用清法的原因。它包括病毒性疾病，如流行性乙型脑炎、病毒性肝炎、流行性出血热、急性上呼吸道感染、流行性腮腺炎、麻疹、带状疱疹、脊髓灰质炎等临床都有较好的疗效。还有细菌性疾病，如流行性脑脊髓膜炎、白喉、细菌性痢疾、败血症及其他细菌性传染病，如伤寒、急性扁桃体炎、猩红热、百日咳、结核病等，均有用清法获效的报道。其次是在恶性肿瘤方面，"清法"实为一种重要的治法，还有清法在一般炎症性疾病方面的应用，临床上炎症局部出现红、肿、热、痛及功能障碍，均伴有发热等全身反应，这些都属于实热证，"清法"就是其常用的治法。

下面先从气分谈起。那什么是气分呢？让我们再回忆一下，中医辨证有多种，有六经辨证、三焦辨证、卫气营血辨证。应抓住气分的特点，即六淫之邪没有进入营分，也无在中焦形成积滞，又不在表，是指温热之邪或寒邪入里化热之恶。即阳明气分之热，热是自内发出的，特点是发热而不恶寒，高热反恶热，喜凉；因热从里出，而表无邪，皮开无阻，所以热蒸汗大出，是其又一特点；由于热在里必耗津液而出现口渴，是其第三特点；津液伤了输布受阻，必出躁烦，是其四大特点。所以，气分之热可概括为：热、汗、渴、烦四个字。但有程度不同，用药应该有别。在没有原发病的情况下，利用卫分无阻，清热的同时兼以透邪；因为有烦有渴，用药就要考虑清热药的用量，还要考虑增加甘寒生津药，这些都是应当注意的。

清法方子有多般　先以白虎做典范

先说一下白虎汤的来源，白虎汤来源于东汉·张仲景所著《伤寒论》，原方载于《伤寒论·辨太阳病脉证并治篇》，功效清热泻火，除烦生津，被后世称为清热祖方。主治伤寒阳明热盛证，或温病气分热盛证。症见高热面赤，烦渴引饮，汗出恶热，脉洪大有力或滑数。关于方剂的命名后世有不同观点，一种观点是，仲景以四方之神名（青龙、朱雀、白虎、玄武）来命名方剂，如王孟英认为："白虎者，西方之金神，司秋之阴兽。虎啸谷风冷，凉风酷暑消，神于解热，莫如白虎"（《温热经纬》）；一种观点认为，仲景是以主药石膏色白量大、清热之力迅猛如虎命名。

说到这里我给大家讲一个白虎汤的故事，故事主要内容是：有一个名满杏林、活人无数的名医，在他事业最高峰的时候，他的母亲不幸得了重病，由于病者是自己的母亲，令为人子的该医生感到十分苦恼，用药方面往往举棋不定，他心想自己母亲年纪老迈，平常又体弱多病，这次所得的病又非一般，如果用不寒不燥的药，恐怕解决不了问题，如果下重药，又怕母亲身体承受不了，迟迟不敢下重药，在左右为难之际，只好以不寒不燥的药为母亲治病，结果母亲的病况不但没有起色，反而更严重。有一天，他出诊回来，看到母亲可以下床走动了，惊讶地问家中的小徒弟："我母亲的病情怎么突然好了起来？"小徒弟回答说："刚才太婆病得很严重，我帮她把把脉，觉得应该服用白虎汤，就熬了白虎汤给太婆喝下，之后她就可以下床走动了。"医生听后感叹："医者父母心，医生的职责是救死扶伤，没想到当至亲生病，自己却方寸大乱，不知所措。唉！我应该把母亲当作一个普通病人看待！"从此白虎汤的故事成为杏林佳话，一直流传至今。

白虎汤的组成和用法：**石膏30g（碎），知母9g，甘草6g（炙），粳米9g。**上四味，以水一斗，煮米熟汤成，去滓，温服一升，日三服。现代用法：水煎至米熟汤成，去滓温服。

功用和主治：清热生津。主要治疗阳明气分热盛，壮热面赤，烦渴引饮，汗出恶热，脉洪大有力或滑数。

方义分析：临床使用白虎汤主要抓住四大证，身大热、大汗出、口大渴、脉洪大（实是滑数），再加上舌干苔薄少津即可应用本方。

白虎汤主治阳明气分热盛之证，凡见到伤寒化热传阳明之经，或温病邪传气分皆可用本方治之。本方石膏为君药，取其辛甘大寒，以制阳明气分之热；以知母苦寒质润为臣，知母走肺、胃、肾经，借助石膏清肺胃之热，又可借苦寒润燥以滋阴；用粳米和甘草以生胃津，养胃阴，保胃气，且防大寒伤中之偏，共为佐使，四药共用，具有清热生津、止渴除烦之功。

同学们，在临床上只要遇到白虎汤证，使用本方，药下病人会顿然缓解，热退身凉，安然入睡，可取得立竿见影的效果。我举一个例子。前几天，大概是 8 月 20 日。小于大夫介绍他街坊一个小伙子，曾感冒好转未愈，因又中热、饮食不当而复感，重新出现高热，就让小于大夫开了白虎汤，一剂汤药喝下，放下药碗就睡着了，一下睡了近 20 个小时。中途家人叫醒了遵医嘱喝了点米粥又继续睡觉。第 2 天，身爽无热，安然无恙。

说到这里，用了白虎汤以后为什么要睡觉？是因疲乏，为什么疲乏？我觉得主要是高热大汗出，损阴及阳气虚造成的。这就是需要在方中加人参了。如果不加人参也可以见效，会出现两种情况，一是身体恢复慢，一是年龄偏大的或有旧病的会出现其他一些症状，也可以说是并发症。这就要求我们因人制宜，知常达变，全面了解，精心施治。

用白虎汤或白虎加人参汤还要注意：一是表证未解的无汗发热，口不渴；二是脉浮细或沉者；三是血虚发热，脉大无力者；四是真寒假热，阴盛格阳证等情况均不可误投。因石膏配知母是大寒的，所以治疗阳明经热象是有效的。若用得不当，都会使热中变寒中。极易损伤脾胃之阳，而产生腹痛，吐利，造成中焦虚寒证。所以，再次提醒大家，特别注意。

白虎汤运用举隅

感冒解后病未痊，再次发热案

1976 年 3 月 10 日，接诊一例赵某，男，40 岁，化肥厂工人，5 天前曾感冒有发热、头痛、恶风寒、鼻塞等表现，厂医予以肌内注射西药退热剂，并开中药荆防败毒散 2 剂，服后汗出、头痛等证消退，但第 3 天又出现高热，体温达 39.3℃不退。急来我院求治。查其面红目赤，口渴汗出，舌红，苔薄黄，脉浮滑。辨证为肺胃郁热。治宜辛寒重剂清透郁热。施白虎汤，**方药**：**生石膏 50g（先煎），知母 20g，粳米 30g，炙甘草 6g**。水煎服，3 剂，热退而安。

按：该患者原为风寒外感，厂医予以治疗可能对症，但又发热的原因可能有三，一是治疗不彻底，郁热未尽；其二是护理不当又复感等缘故，继而又出现肺胃郁热；其三考虑患者素体阳盛，风寒外束，极易化热。故投白虎汤极为适宜。

反复发热案

缪某，男，46岁，1978年4月16日就诊。家住某镇医院附近，3天前偶受风寒，继而出现恶风自汗，头两侧疼痛。在镇医院找一中医诊治，曾予轻剂桂枝汤治疗，**方药：桂枝6g，芍药9g，甘草3g，生姜2片，大枣3枚。**服一剂后汗出，头痛减，寒热亦止。隔日后，忽又发热。又到前医院找前医，前医没上班另一医只问了病情，看了上次药方，告诉患者照方再用一剂，服后，不料发热更高并头晕。急来我院就诊。刻诊：体温38.3℃，心烦意乱，口稍渴，脉浮大。嘱用白虎汤：**生石膏30g，知母15g，甘草9g，粳米10g。**一剂服后，病稍减，体温如故。次日，又服白虎汤。孰知身热更高，烦躁更甚，大渴引饮，汗出如浆。又增重药量为：**石膏60g，知母30g，甘草15g，粳米60g，加鲜生地黄60g，天花粉30g，大、小蓟各15g，牡丹皮15g。**一剂，令以大锅煎汁，口渴即饮。共饮三大碗，神志略清，头不痛，壮热退，并能自起大小便。尽剂后，烦躁亦安，口渴大减。翌日停服，过两日，热又发，且加剧，周身骨节疼痛，思饮冰凉之品，夜中取自来水饮之，尽饮两碗。三诊：讨论证情，确系白虎证，其势乃盛，则用药亦宜加重，就白虎汤原方，石膏加至240g，人参6g，余仍按其旧。一剂，仍以大锅煎汁稍冷饮。服后，大汗如注，湿透衣襟，尽剂诸症悉除，此后未再复发。

按：医圣仲景在《伤寒论》中云："服桂枝汤，大汗出后大烦渴不解，脉洪大者，白虎加人参汤主之。"是由寒化热的理论，也是由桂枝汤证转为白虎汤证的理论。该患者初服桂枝汤，应当热退病除，但又大汗出，大烦渴不解，脉且转为洪大。予白虎人参汤而愈。临床体会：其人素有内热，或因药不对证引起，或药物过量所致。均可使津伤助热，表邪内陷，热炽于里，气津两伤。但无须恐惧，可予白虎汤一剂能愈。属于蕴热可除，属于药物过量者可补救。本患者也正是理论联系实际的典范。

高热不退四症齐全案

病案摘要：孙某，女，3岁。出麻疹后，高热不退，周身出汗，一身未了，又出一身，随拭随出。患儿口渴唇焦，饮水不辍，视其舌苔薄黄，切其脉滑数流利。辨为阳明气分热盛，治急当清热生津，以防动风致厥。处方：**生石膏30g，知母6g，炙甘草6g，粳米一大撮。**服1剂即热退身凉，汗止而愈。

按：阳明"四大热证"齐备，故用白虎汤一剂而瘥。

🌀 热深病厥，格阴于外案

吕某，男，48岁。初秋患外感，发热不止，体温高达39.8℃，到本村医务室注射"安基比林"等退热剂，旋退旋升。四五日后，发热增至40℃。故来我院就诊。诉：大渴引饮，时有汗出，刻诊：手足却反厥冷，舌绛苔黄，脉滑而大。辨此乃阳明热盛于内，格阴于外，阴阳不相顺接的热厥之证。治当宜辛寒清热，生津止渴，以使阴阳之气互相顺接，方可不发生格拒。即用白虎汤：**生石膏30g，知母9g，炙甘草6g，粳米一大撮。**仅服2剂，即热退厥回而病愈。

按：本案为热厥证，其特点是发热在前，手足厥冷在后，为阳明郁遏于气分，阳气不能外达所致。"热深厥亦深，热微厥亦微"。治宜寒因寒用，用白虎汤直清阳明里热，郁散热布，其厥乃自复。

🌀 冬伤于寒春发温　温邪旋退虎擒根

患者王某，男，45岁。感冒发热，于1978年4月18日入某医院。在治疗中身热逐步上升，3日后达38℃以上，曾屡进西药退热剂，旋退旋起。8天后仍高达38℃，求中医治疗。诊查症候：口渴，汗出，咽微痛，脉象浮大，舌苔薄黄，认为温邪已入阳明经。内外虽俱大热，但还在气分，故以白虎加味以治。**处方：生石膏60g，知母12g，粳米12g，炙甘草9g，白茅根30g（后下），鲜芦根30g，连翘12g。**水煎，米熟汤成，温服。下午及夜间，连进2剂，热即下降到37.4℃，原来石膏减至45g，又进1剂；28日又进1剂，体温已正常，口不渴，舌苔退，唯汗出不止。随后进补气健脾药，兼饮食调理，月余而愈。

按：据《素问·疟论》所载，温疟以先热后寒，热多寒少为特征，得之于冬中风寒之邪，至春大发阳气，温热外引而发病。以本案临床表现，当属表证未罢，而邪传阳明，非邪在半表半里之柴胡也，故用白虎汤加减取效。足见中医须辨证施治。

🌀 中消实热糖尿病　白虎承气也管用

钟某，女，32岁。初诊：发现血糖高半年余。血糖15.6mmol/L，尿糖（+++）。今形体偏瘦，口渴引饮，善食易饥，食毕即饥，饥而再食。一日夜可食主食6斤以上。心胸烦热，大便干结，三日一行，小便黄赤，舌红，苔黄干燥，脉象弦滑数有力。证属胃火炽盛灼津。**方药：生石膏30g（先煎），知母10g，麦冬15g，生地黄15g，枳实6g，厚朴6g，大黄6g（后下），芒硝6g（冲化），6剂。**

二诊：药后口渴稍减，仍饥而欲食，大便干结，心烦灼热。病重药轻，再以原方重投。**方药：生石膏 100g（先煎），知母 20g，大黄 10g（后下），芒硝 10g（冲化），枳实 10g，厚朴 10g，生地黄 20g，麦冬 20g，6 剂。**

三诊：药后大便畅通，日行数次，口渴及食量均减，胸中灼热亦平。脉象稍数，舌红苔微黄。药已中病，原法继进。**方药：生石膏 100g（先煎），知母 15g，大黄 8g（后下），芒硝 8g（冲化），枳实 6g，厚朴 6g，生地黄 20g，麦冬 20g，6 剂。**

四诊：食已不多，口微渴。胸中烦热消失，睡眠甚安。大便日二三行，不干。脉滑数，舌红苔薄黄略干。火热渐清，津液不足，前法进退。**方药：生石膏 60g（先煎），知母 10g，大黄 6g（后下），芒硝 6g（冲化），枳实 6g，厚朴 6g，生地黄、熟地黄各 15g，天冬、麦冬各 10g，6 剂。**

五诊：舌红口干，脉细数，改用养血育阴方法。**方药：生地黄、熟地黄各 15g，天冬、麦冬各 10g，知母 10g，天花粉 10g，五味子 10g，竹叶、竹茹各 6g，枇杷叶 10g，石斛 10g，女贞子 10g，6 剂。**

六诊：食眠如常，二便畅通。舌红苔薄白，脉象濡软，按之略数。继用前法加减。**方药：生地黄、熟地黄各 15g，天冬、麦冬各 10g，沙参 20g，五味子 10g，天花粉 10g，石斛 10g，枇杷叶 10g，女贞子 10g，墨旱莲 10g，白芍 10g，6 剂后**以上药加减，续服月余，查血糖降至 6.7mmol/L，尿糖（＋～±），诸症悉平。

> **按：** 本案为中消重症。所谓中消，以善食易饥为特征，饮食不为肌肤，故患者形体消瘦。渴欲冷饮，便干溲赤，一派胃火炽盛之象。故初诊即采用釜底抽薪，用大承气合白虎汤，服后症略减，减不足言，是病重药轻，故二诊便投以重剂。重用生石膏至 100g，直清胃火，硝黄重用以泻热。药后大便畅行，火热得以下行，其症立减。三诊、四诊继用原法治疗，以清余热。五诊改用养阴生津之法，使阴足则能制火。后均以此法调理，不但症状逐渐消失，血糖也稳步下降。凡消渴实热者，俱可仿此治疗。

阴虚燥热糖尿病　白虎人参石膏重

在临床上遇到阴虚燥热较重的糖尿病，方用白虎加人参汤不错，但须重用石膏，否则疗效甚微。

有关石膏的应用，石膏专家张锡纯早有论述："石膏，凉而能散，有透表解肌之力。外感有实热者，放胆用之，直胜金丹。《神农本草经》谓其微寒，则性非大寒可知。且谓其宜于产乳，其性尤纯良可知。"

张师又云："夫石膏之质最重，七八钱不过一大撮耳。以微寒之药，欲用一大撮扑灭寒温燎原之热，又何能有大效。是以愚用生石膏以治外感实热，轻症亦必至两许；若实热炽盛，又重用至四五两或七八两，或单用或与他药同用，必煎汤三四茶杯，分四五次徐徐温饮下，热退不必尽剂。"现举两例供同道参考。

◎ **案例1**：孔某，男，38岁，1978年3月10日就诊。既有口渴多饮，易饥多食，多尿，一年余，屡治不佳。要求中医治疗。近来仍有口渴引饮，饮不止渴，形瘦疲倦，面色不华，胸闷心烦，小便频数，大便干燥。查：舌红苔黄腻，脉沉洪而数。检查：血糖测定18mmol/L，尿糖（＋＋＋＋），尿比重1.003，尿酮体定性阳性。西医诊断为糖尿病，中医辨证属消渴病之上消证。治以益气滋阴、养阴增液，用人参白虎汤加减。**方药**：**石膏50g**，**知母10g**，**西洋参10g**，**粳米15g**，**生地黄15g**，**麦冬15g**，**天花粉15g**，**怀山药15g**，**乌梅15g**，**栀子10g**，**川黄连10g**，**大黄10g**，**生甘草10g**。3剂，1日1剂，水煎服。二诊：服药3剂，症状虽有减轻，分析此乃病重药轻，杯水车薪，滋阴有欠，不达捷效。气分热毒不能制约，津液不能速生，乃守原方减苦寒黄连至5g，增生石膏量至100g，施治3剂。三诊：3剂服完后，诸症大减，药证相投，再剂石膏量增至150g，又3剂。四诊后，病情好转更为明显，而无任何毒副作用。继续坚持用药月余，辨证施治，每周增加石膏的用量50g，最大剂量增至300g，诸证息除。最后化验：尿糖、血糖均恢复正常。一年后专访身体良好。

◎ **案例2**：侯某，男，30岁，1978年4月18日初诊。主症：口干多饮，日饮三四千毫升，消谷善饥，日食1500g之多，小便频数而多，形体日渐消瘦，舌红苔黄燥，脉洪大而数。空腹血糖16.8mmol/L，尿糖（＋＋＋）。证属肺胃阴虚，胃火内灼，诊为：消渴证之上消，治以清胃润肺，佐以养阴增液。**处方**：**西洋参5g**，**生石膏50g**，**知母10g**，**川连5g**，**栀子10g**，**天花粉15g**，**芦根20g**，**生地黄15g**，**麦冬10g**，**乌梅15g**，**甘草6g**。3剂，水煎服。

二诊：服三剂原证明显减轻，说明药证相投。诊舌红苔减，脉大数。在原方的基础上加大石膏用量增至150g。3剂。三诊：诸证明显减轻，但疲乏无力，在原方的基础上去苦寒之门川连，加滋阴之枸杞子，生山药，健脾之白术，石膏用量增至200g。继续辨证施治月余，石膏用量增至300g左右，三消症状基本消失。最后化验：尿糖、血糖恢复正常。一年后专访，三消症状未见复发。

按：阴虚燥热是消渴病的主要病机，且以阴虚为本，燥热为标，治疗法则必须以养阴增液，润燥为其大法，人参白虎汤清胃泻火，寒凉而不伤胃，清热生津止渴，石膏优泻肺胃之火，止渴除烦，虽大寒，但味辛甘而无苦燥伤阴之虞，知母苦寒，但质滋润，并能清热生津，两药相配，实为中消火盛之佳品，加人参甘温，补中益气救阴滋燥而养生气之，粳米，甘草调中和胃，培养津液之本，缓石膏、知母之寒性，石膏与人参同用，一清一补，清泻火热之中兼可益气养阴，治标而不忘固本扶正，因胃火炽盛，故加川连，栀子直折清胃火，乌梅、天花粉、石斛生津止渴，芦根、生地黄、麦冬滋补肺肾之阴，再加大甘寒石膏的剂量更能

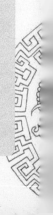

泻肺胃实火，止渴除烦，清气分热毒。但寒凉药用的时间太长，会影响脾胃升降运化功能，所以在用大剂量石膏的同时，必须照顾到脾胃，要用白术、山药佐之，方可无虞。早期发现糖尿病上消证应及时用中药人参白虎汤治疗是首选方案，重用石膏大部分可在一个月左右控制症状而至痊愈，而无任何毒副作用，石膏价廉易得，尤其是广大糖尿病患者的最佳选择，值得推广。

　　关于清气分热的问题今天就先谈到这里，明天再讨论"清营热"的问题。

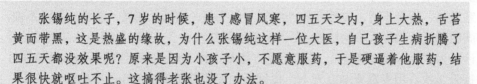

张锡纯用生石膏的故事

　　张锡纯的长子，7岁的时候，患了感冒风寒，四五天之内，身上大热，舌苔黄而带黑，这是热盛的缘故，为什么张锡纯这样一位大医，自己孩子生病折腾了四五天都没效果呢？原来是因为小孩子小，不愿意服药，于是硬逼着他服药，结果很快就呕吐不止。这搞得老张也没了办法。

　　这怎么办呢？张锡纯想来想去，看此时证候，应该使用生石膏，但是历来医家都说这个生石膏是大寒之药，小孩子用能行吗？这个时期的张锡纯对生石膏也不是很了解，心里也犯嘀咕。想来想去，张锡纯觉得"有是证则用是药"，这是中医的一个名句，意思是不管如何危险，只要有这个证候，就应该使用对证的药物，即使有时候乍看上去，这个药很是威猛霸道，但是也应该用。在这种思想的指导下，于是就用生石膏一两煎汤，趁着温热，给孩子分三次慢慢服用了下去，结果病情开始就好转了，张锡纯一看，有门！于是，又用了生石膏二两，熬汤，还是慢慢地喝下去，结果病情开始继续好转。张锡纯这回胆子就大了，这次他用了生石膏三两，熬汤，给孩子喝了下去。结果，这个病立刻就痊愈了。

　　病遂痊愈，那么对一个小孩子，一天之内，用了生石膏六两，这个量可够大的了，孩子的身体被凉到了吗？张锡纯体会，这次病好以后，孩子的饮食有加，没有任何脾胃受寒之象。难道这个生石膏不是大寒之药吗？为什么孩子没有被寒到呢？张锡纯再翻看《神农本草经》，里面说石膏"微寒"，张锡纯于是恍然大悟，原来生石膏不是大寒之药啊。张锡纯自己说："此系我初次重用石膏也。故第一次只用一两，且分三次服下，犹未确知石膏之性也。"

　　张锡纯最有心得的一味药，就是这个生石膏了，他在本草中记录最多的就是这味药，但是一般人不知道，他对生石膏的体会，还是从自己儿子身上获得的。所以，后来张锡纯说了句话，"（生石膏）凉而能散，有透表解肌之力。外感有实热者，放胆用之直胜金丹。"这就是生石膏这味药的主要功能，它能够把体内的邪热向外透发，古代的几位医家都擅长这味药。张锡纯对这些经验予以发挥，还特别讲述了不能用煅石膏，生石膏煅用后，是外用之药，是不能口服的。总之，张锡纯对生石膏的应用之广泛，是以前的医家所不及的。

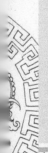

笔记十二　热入营分易伤阴
清营转气保精津

　　1976 年 4 月 15 日，门诊来了一位老乡，程某，男，30 岁，前几天刚从南方探亲回来，沿途乘坐公共汽车，倒车两次，身感疲倦，到家后便感腰酸背痛，畏寒发热。周身不适，突然高热 39.8℃，伴头痛，咳嗽，流涕，欲呕，烦躁不安，胸腹隐见针尖样大小的红点。在当地卫生所打针 2 天不效。又到当地某医院治疗，诊断为"上呼吸道感染"。随即用复方氨基比林 2ml、柴胡注射液 2ml 混合肌注，每天 2 次。用青霉素 800 万 U，皮试后加葡萄糖氯化钠 500ml 静脉滴注，每天 1 次。并口服麦迪霉素 200mmg，维生素 C 100mg，泼尼松 10mg，每日 3 次。经上述治疗 1 小时后患者体温降至正常。可是到了晚上 9 点左右体温又上升到 40℃。于是即用上法治疗，观察 1 天。结果患者病情白天用药暂时缓解，体温基本正常，到了晚上依然高热，次日病情依旧。故来我院治疗，找中医专家救治。检查：白细胞 $9×10^9$/L，体温 40℃，脉搏 86 次/分，血压 120/80 mmHg。刻诊：面色红赤，胸部红疹隐隐，烦躁不安，口渴壮热，舌质红绛而干，脉细数。贾老诊为"风温"，证属气营同病。治以清营养阴，透热转气。方选清营汤加味。**处方：水牛角 60g（先煎），银花、连翘、竹叶、玄参、丹参、麦冬各 10g，生地黄 15g，黄连 5g，板蓝根 15g。**先煎水牛角 20 分钟后加余药煎成 1 碗，分作 3 次服，每次间隔 3 小时。配合针刺十宣放血，推按大椎、曲池、合谷等穴，至微汗为止。次日晨体温 38℃，续服 1 剂，当晚体温正常，红疹消退。

　　按：风属阳邪，乃百病之长，挟热相助，传变较速，入营而化生斑疹，加之患者禀赋不足，卫外抗邪之力较弱，故起病突然，反复高热，西药治疗效果欠佳，以致出现身热夜甚，口渴烦躁，胸腹斑疹隐隐的热灼营阴之候，故选用清营汤凉营解毒，透热养阴。方中重用水牛角 60g 代犀角凉解营分之热毒。方药契合，配合放血、推拿综合疗法，获效快捷。

　　贾老：根据以上案例所谈到的热邪入营伤阴的问题，从证治方面再作一讨论。

　　热灼营阴的主要表现：身热夜甚，心烦躁扰，甚或时有谵语，或斑点隐隐，口反不甚渴或竟不渴，舌红绛苔少或无苔，脉细数，这也是临床辨证要点。

　　证候分析：热灼营阴证一般见于春温病初起阶段，邪热初入营分，属伏邪发于营分的证候类型。身热，是因为内有热邪，正邪相争，功能亢奋，所以呈现高热它是持续高热，但是夜间比白天体温更高，这是营阴不足的表现。人体的卫气昼行于阳，夜行于阴。所谓行于阳，就是行于表，人体活动的时候需要消耗阳气，所以卫气被大量调动到体表来，供给活动的需要。夜间静止状态下，尤其是睡眠，不需要那么多阳气，阳气就潜藏于里。因为病人本来就营阴不足，阴阳不平衡，阳气入里之后，阴不制阳，所以热势加重。就是因为阴不制阳，阴阳不平衡，可以说，这种夜间体温更高的现象，不是邪气的作用，而是阴阳失调的反映。由于既有热邪内扰又有营阴损伤而心神失养，所以心烦、躁扰不寐，甚至谵语、躁动。这种心神失常的表现，属于阴虚热扰，心不藏神，心神外越。但是，由于与血分证相比病情还属轻浅，所以时有谵语，昏迷的程度比较轻浅。由于营分的热邪灼伤了小的血络，而且又迫血妄行，就可以导致皮下出血而发斑。但是营分证比血分证轻浅，所以是仅仅有少量的、散在的、隐隐约约的斑点出现，还不至于出现大面积、密集的斑点。这个症状是或有症，可以出现，也可以不出现。热灼营阴证的口渴比气分证程度轻，或口不渴。这是因为热邪深入到营分而蒸腾营阴，把血中津液蒸到口腔来了，所以口反不渴。与气分证的大渴相比，虽然口渴程度轻了，实际上病情加重了，因为邪气的部位深了，它不仅损伤肺胃的津液，而且损伤了血中的津液。舌红绛是因为热邪消耗了血中的津液，使血液浓缩黏稠，所以舌呈深红色。这种舌色标志的不是充血，而是因阴伤导致的凝血。血中津液已亏，胃阴肯定不足而不能生成舌苔，所以舌苔很少或无苔。脉数是因为有热，细是由于阴伤。通过这一系列的临床表现可以看出，这个证候是因热邪盛而导致营阴伤的虚实夹杂证候。

遇到热灼伤阴证的治疗原则是：清营养阴，透热转气。常用方剂是《温病条辨》的清营汤。原方组成：**犀角** 9g，**生地黄** 15g，**元参** 9g，**竹叶心** 3g，**麦冬** 9g，**丹参** 6g，**黄连** 4.5g，**金银花** 9g，**连翘** 6g（连心用）。

原方用法：水八杯，煮取三杯，日三服。

从清营汤的病机来讲，要抓住邪热初入营分。这个初入营分，由气分传入营分，按照温病学派卫气营血辨证体系、治法体系的理论，那么到气分是清气为主。我们前面说清热生津，这是它的基本治法，到营分呢，入营尤可透热转气，所以既要清营分的热，又要使这个病邪从初入营分透出气分而解，这是它治法上一个很重要的特点。

从功用来考虑，此方是清营解毒，透热养阴。从方解来看，全方是以清营分热毒为主，透热转气结合。现代由于犀角奇缺，用水牛角代之。过去用犀角，犀角清营分热，清热力量非常大，水牛角一般用量较大，水牛角镑片先煎，一般一服药用 1～2 两，如果用犀角量就很少，小儿用 0.3g 效果都很好。若用犀角每次要用水磨的方法，或者很细的锉去锉。成人一般用 1～2g 即可。小儿用这个退热非常快，而且发热用这个可以防止抽搐、惊厥，效果都非常好。用水牛角的量要大，镑成片，先煎时间长一些，在本方作为主药。因为它善于清热、解毒、凉血，而且犀角这类药带有芳香特点，能够防止窍闭，本身有开窍作用。今后说到开窍剂，有开窍作用，它自身有一种清香，能够防止秽浊，热邪往往兼夹秽浊了，防止秽浊蒙蔽清窍，也就是说防止神昏，小儿在发高热的状况下很容易蒙蔽心窍，或者很容易动风，所以用这类药来保护心神是很好的。生地黄、麦冬、玄参，这实际是个增液汤，有养阴清热的作用。养阴清热，其中玄参这些可以滋阴，清热解毒。麦冬、生地黄是常配的清热养阴药了。这一组考虑到温热病邪进入营分，热伤营阴，所以它有清热养阴的作用。增液汤是个基础方。银花、连翘、竹叶都带有透邪达外的特点，竹叶还能够清心除烦。但这三味药包括后面黄连一般来讲都是用于气分的，由于温热病邪初入营分，还未进入营分，还有残留气分之邪，所以要透热转气，这组药体现了叶天士讲的"入营尤可透热转气"的思想。黄连增强了此方的解毒作用，因为这时候的营分热已经形成热毒的特点。比如说开始波及早期的血分了，后面尾巴在气分，前面涉及血分，斑疹隐隐。而且他可以心烦，可以时有谵语，或有一定的神昏，涉及热毒的形成，用黄连有增强解毒清心的作用。这个方子配伍当中的丹参是比较特殊的，丹参的养血可以使得在生地黄、麦冬养阴的前提下阴血兼顾，增加这种补益阴血的作用。丹参有活血作用，"一味丹参功同四物"，既能养血又能活血，全方比较寒凉，用一点活血的丹参使整个方剂凉而不瘀，凉血不至于产生瘀滞，特别是这种斑疹隐隐情况下反映出热引起了动血的早期，谨防有动血后而留瘀，也就是说丹参既可帮助补益阴血的不足，又考虑到使全方凉而不瘀。**从这个方义分析归纳配伍上有两个特点，一个特点体现了透热转气，即清营分热毒；一个特点用丹参使全方凉而不瘀。**

在运用过程中，这个证是比较动态的，治疗温热病邪的很多方都要注意它的一个动态性，即温热病邪初入营分，所以辨证要点就是我们前面主治里的主要方面，身热夜甚，神烦少寐，斑疹隐隐，加上佐证。临床运用当中，如果说营阴受伤较重，舌干，用黄连不适合，因其苦燥，可不用。如果不是仅仅时有谵语，而是进入神昏，热陷心包，要结合开窍，这是经常配用的。开窍，用安宫牛黄丸这一类。如果热盛动风，营分有热又结合动风，可用以结合紫雪，用紫雪丹，或者方中直接配羚羊角、钩藤这一类清热药，凉肝息风。如果气分热还盛，考虑到初入营分，临床表现上有口干，要喝水，口渴明显了，而且发热，白天发热也较高，气分热盛，银花、连翘、黄连、竹叶可以重用。热很高，甚至于还有汗出，那就说明气分热多，初入营分的热很少，此时石膏、知母这类药增加，清热解毒的药物也可以增加。这是以气分热毒为主了，也是一种动态，本来此方是治疗初入营分证的，气分留得不多，只是个尾巴，但如果气分为主了，营分虽然开始有了，比如斑疹隐隐，时有谵语，舌开始红绛，苔少了，但是气分热为主，营分有一些了，那就要清气分为主，兼顾营分。营分为主，那么气分就少一点，以清营解毒为主，所以这是个常用的随证加减的基础方，可根据临证动态来灵活运用。

吴鞠通在《温病条辨·上焦篇》第30条说："脉虚，夜寐不安，烦渴，舌赤，时有谵语，目常开不闭，或喜闭不开，暑入手厥阴也。手厥阴暑温，清营汤主之。

舌白滑者，不可与也。"原书里提到"苔白滑者，不可与也"，是指如果挟湿，不宜使用，因为这个方里用了比较滋腻的增液汤，生地黄、麦冬、玄参这一类，如果是苔白滑，反映出有湿温病的特点，一般不适合使用。清营汤用于温热病，温病学派有温热、湿热两大类。

从清营汤方论病机：清营汤治的是气营同病或是邪刚入营，应该是有口渴，但营分的渴不如气分证那么严重，这是因为邪入得更深了一步，既然深入营分就要蒸腾营气，"营气者，泌其津液，注之于脉，化以为血。""中焦受气取汁变化而赤，是为血"，"谷入于胃，以传与肺，五脏六腑，皆以受气，其清者为营，浊者为卫"。主要是说营气载着的是津液，不仅仅是血。热入营分，蒸腾营气上升于口舌，这个营就有津液在内，这个津液可使口渴减轻，但这里的减轻并不是好事，而是动用了内部的津液来解除口渴就好比经营一个企业，用固定资产来弥补流动资金，到这种地步很可怕。所以，对人体本身的阴液更有耗伤，其伤害并不比白虎汤轻。在热病的诊断中，有些人没有搞明白，认为营分证口不渴，不缺津液，这个结论是不正确的。口渴不如白虎汤证明显，白虎汤证是大渴引饮。所谓大渴引饮，拿到水以后是大口大口地喝光，而且越凉越好，若要再给水，还是要喝光，因为大汗出后耗伤津液，需要饮水补救。另外要注意舌苔变化。营分证或血分证都是舌红，深红色，绛色。舌色越深说明热邪入里越深。舌苔是很少的，甚至无苔，舌反干燥。相对而言脉数有力。白虎汤证的脉象是大而有力，入营是比较有力，所以用清营汤治疗为好。虽然有些药现在奇缺，我们按照原方组合配伍，用些替代药物效果也还是不错的。

从清营汤方配伍解：清营汤里的药物，犀角能入血分，凉血散血，透热解毒。叶天士认为能透热转气的药唯犀角、玄参、羚羊角。从而看出，这些药是特殊的清热解毒药，其特点是不但能清还兼有透的作用。方中黄连入心清热。犀角与黄连相配有护心作用，并能清热解毒，为本方的君药。关于黄连，邪在气分用之没关系，若邪入营、血，就要考虑用黄连，既能清热又能护心，以防邪入心包。但用量不能太大，苦寒太过易伤心气，所以它在本方是第二主药，犀角应为第一。

另外有三味药，是生地黄、麦冬和玄参，这三味药即增液汤，在本方中作为臣药。在温热病中能养阴清热，经常用到。但要注意用量，在增液汤中的用量都很大，而在本方用生地黄五钱，麦冬、玄参各三钱，这是因为使用的目的不同而已。邪在营若不清热，单纯滋阴是没有用的。也就是说火不去，单纯加水是无济于事的，因为加的水很快还会耗掉。必须在清热的同时，予以滋阴，才能更好地帮助君药发挥除邪的作用。说到这里我想给大家推荐一味药，就是玄参。叶天士曾云："透热转气就玄参"，玄参不但有清热解毒的作用还可透热转气。实际上，玄参除了清热解毒外，有启肾水以上行的作用。临证经常配桔梗和麦冬治疗咽痛，一方面用麦冬滋补肺、肾之阴虚，另一方面用玄参引肾阴上行，正因为玄参有上行之功，所以能透热转气。

有些人对本方的佐药有不同的看法，我认为方中的银花和连翘，一能清营热，二能促转气。我们都知道这两种药在银翘散中是清热解毒药，有辛散作用，也能透表。在本方里不仅能清营分之热，还可将营分之热透出气分而解。竹叶清气分之热，能清热除烦，兼有生津透邪的作用，但作用较弱。竹叶与芦根相比，它不如芦根。芦根可以解渴除烦，清热生津，但不能透邪，而竹叶有透邪的作用，只是力量较弱。这样邪就不容易入里、入血、入心包。同时用丹参，和竹叶相配，都是用来清心的，以助犀角黄连清心除烦。丹参还有活血凉血的作用。这些均应为佐药。

还有一个问题要注意，临床上见到舌苔白滑的不能用黄连。生地黄、玄参、麦冬都不能多用。如果用了就会导致湿邪滞留，所以不能用。在临证时，这个方子常与安宫牛黄丸、紫雪丹、至宝丹同用，根据病人的发热和窍闭的情况，以及有无动风和二便的情况而区别应用。

随证加减经验方案：临证如果舌干，营阴受邪较重用黄连不适合，因苦燥，可以不用；如果不是仅仅时有谵语，而是进入神昏，热陷心包，要结合开窍，安宫牛黄丸这一类，这是经常配用的。如果热盛动风，营分有热，又结合动风，可以用紫雪丹，或者方中直接配羚羊角、钩藤、地龙等，这一类清热凉肝息风的药同用；如果气分热盛，整个方不是透热转气吗？考虑到初入营分，气分热还明显，气方热盛，临床表现上口干，要喝水，口渴明显，而且发热，白天发热也较高，银花、连翘、黄连、竹叶可以重用。热很高，甚至于还有汗出，那就是说气分热多，初入营分那个热很少，这个时候石膏知母这一类清热解毒的药物也可以增加，这是因为以气分热毒为主来考虑的。临证只要根据动态来把握原则灵活运用，都会有立竿见影的效果。

春温的其他疗法

1. **针灸治疗** 春温热盛动风，出现高热、抽搐者，可配合针灸和穴位注射等急救治疗。

（1）选用人中、合谷，针刺，强刺激，不留针；取十宣穴位放血等疗法可获速效。

（2）穴位注射，用柴胡注射液每穴 0.3 ~ 0.5ml，取合谷、曲池、三阴交等穴位注射。

2. **饮食方法**

（1）绿豆茶叶冰糖汤：绿豆 50g，绿茶 5g，冰糖 15g。将绿豆洗净、捣碎，同绿茶、冰糖放入杯中，用滚开水冲沏，加盖焖 20 分钟后分次饮服。适用于春温病各型患者作辅助治疗。

（2）莲子地黄藕节粥：莲子 20g，生地黄 30g，鲜藕节 30g，粳米 40g。洗净后加水慢火煮熟烂，成稀薄粥状，加冰糖适量，待凉饮。适用于春温热盛迫血患者作辅助治疗。

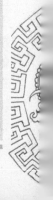

笔记十三　形不足宜补以气　精不足善补以味

今天的学术研讨会开始了，会议室内的人满满的，门口还有数名人员没有座位，自己找来了凳子坐在过道上。今天由医院的业务副院长张智慧主持会议，主题是——中医补法的临床应用。演讲者：贾老师。

我先概括说一下"补法"，"补法"是中医学治疗大法之一，也是增强体质，改善身体虚弱状态的一种方法。中医"补法"在临床上的应用是很广泛的。《黄帝内经》早就指出：对于疾病发病的认识是"邪之所凑，其气必虚"，治疗上有"虚者补之"，具体有"形不足者补之以气，精不足者补之以味"等理论。在长期的医疗实践中，历代医家创造了许多应用"补法"的宝贵经验。

补法分类谈

针对机体**阴阳气血**之不足以补其不足：阳虚助阳，阴虚滋阴，气虚补气，血虚补血等方面运用较多。具体针对**病位**：五脏的虚损应用补法，肾虚补肾，脾虚补脾，心虚补心，肝虚补肝，肺虚补肺。另外，肝肾不足则补益肝肾，脾肾两虚则脾肾同补，心肾不足则补益心肾，心脾两虚则补益心脾，脾肺两虚则补益脾肺等。根据病情轻重，适当选择**补益剂**：峻补的方剂用于气血暴脱的病者；**缓补**之剂用于正气但又稍微兼有邪气或虚不受补者；**平补**之剂用于一般的虚证病人。根据疾病的性质选用适当的补益方剂；温补之剂用于阳虚有寒的病症；**滋阴**剂适用于阴虚火升的患者。其他方面还有：**甘温除热**适用于气虚发热的病人，常用的方剂为补中益气汤；**交通心肾**适用于肾阴虚，水不济火的心火扰动，心肾不交，常用交泰丸，三甲复脉汤等；**补气生血**适用于血虚之症，常用当归补血汤，归脾汤等；**引火归元**适用于阴虚所致虚火上乘，用六味地黄丸少佐肉桂即有此作用。

形精不足从气味　气血虚弱从依然

何谓"形不足者补之以气"。形不足是指形体不足，即表虚之类。不是说消瘦即形不足，是大胖子就形足了，不是这个意思。是说表虚，容易自汗，特别容易受邪侵袭，这才是形不足，与体质胖瘦轻重无关。这是由于卫气不足了，阳气虚了，应该用补气的方法去治疗。

何谓"精不足者补之以味"。精是指的精血不足，阴精不足，应该用厚味来治疗。阳为气，阴为味，厚味者为阴中之阴，可用血肉有情之品，补精血亏虚之病。如《金匮要略》中的当归生姜羊肉汤，用羊肉、当归补益精血不足、虚寒的病人，这就是"精不足者补之以味"。

所谓补，不论是"形不足者补之以气"，还是"精不足者补之以味"，或是说用"血肉有情之品"补益精血也好。中医治疗的目的是维持、恢复、加强机体的生长能力，把人体的生机、正气慢慢地恢复，只有这样治疗虚证的效果才会比较巩固可靠。中医用药不是缺什么补什么，而是考虑是什么原因引起的，从原因上加以调整，使机体得到恢复，得到改善。这就要求我们治病要求本。这就又引出了一个新的问题！究竟是以先天为本，还是以后天为本？究竟是补脾好还是补肾好呢？在这方面中医早就有两种看法，一种强调补脾不如补肾，后天要靠先天；也有些人认为先天得靠后天，因为后天饮食所化精微来维持先天。对这个问题我认为，要根据具体情况分别对待，要以辨证为纲领，以证候为依据，客观对待。如果临床见到只是脾虚肾不虚，那就只补脾；虽然脾肾关系密切，但不是说脾虚就必然肾虚，反过来说肾虚就一定脾虚，或者说也是必然的。临床要以证为主，什么虚补什么，不虚就不补，两者都虚同时兼补为原则。

🌿 运用补法有多般　八项注意要记全

第一，要注意确实是虚证再用补法。我们在中医基础里学过真寒假热、真热假寒的问题。"大实有羸状"，即大实的病证可以产生假虚的症状，所以强调辨清虚证才可施法，方能无误。反过来说，特别虚的病人也可能产生实的症状，如基础课里讲的"戴阳证"，尽管是假热，确很像实证，"热厥"又像虚证。

第二，要注意辨证无误时是否兼有外邪。一般情况，应当先驱邪后扶正，体质特别虚的也可攻补兼顾。

第三，要注意体虚特别严重而受邪不甚者。只扶正不可攻邪，攻邪会致病甚。补虚正复，邪可自除。

第四，用补法时注意气血阴阳的关系。虚证从理论上讲有气、血、阴、阳的不同，但临证不会绝对出现，而是相对存在，并且是相互为根的。气血本来是异名同类东西，阴阳是可以转化的。因此，气血阴阳的病症是相互影响的，遣方时就要相互兼顾，防止顾此失彼，补气不能伤血，补阴不可伤阳。反过来说，补血不伤气，补阳要护阴。还要注意，气血都虚，或阴阳都虚时，要分清主次，抓住重点，有针对性的施药效果良好。

第五，用补法时注意保护胃气。由于滋补药多腻致壅，也就是说滋阴需防腻，补气要防壅。补气的药多味甘，甘缓易致气壅，气壅气机升降要受限，滋腻后水谷受纳和运化就会受到影响。势必其反也不能达到补益的目的。如用黄芪配陈皮，施熟地黄兼砂仁就是这个意思。

第六，用补法后要注意观察病情。临床用了补法以后，病人除了会有自觉神轻气爽外，还要其主要的客观指标——食欲，由于"脾胃为后天之本""民以食为天""无胃气，不纳，则亡"。如果吃了补药以后不想吃饭，没有其他原因，就得考虑是用药的问题。所谓其他原因，比如，本来病人胃口就不好又加上着凉，或是遇到美餐吃得过饱了，还有胃不好过度疲劳等原因，均可导致食欲不佳。古语说得好："浆粥入胃虚者则活。"就是说病人再虚，只要能喝粥就能活，说明胃气还在。还有一句话叫"安谷则昌"。还有"无毒治病，十去其九，谷肉果菜，食养尽之。无使过之，伤其正也"。这一点一定要注意。

第七，治疗虚证时要注意自我调理。要告诉病人注意生活起居，慎饮食，惜精神，戒患怒。用现代话说劳逸适度，常喜无怒。不讲究绝对的休息，但劳和逸要与体能相符，这要因人而异；慎饮食，最好做到定时、定量、寒热适中，不偏食；惜精神，有句古语说得好叫"清心寡欲"，不要有侥幸的心理妄想，做不到的不要想，做非分之事不要想。古人云："三分吃药七分养。"病人能配合好，经常保持"精神旺盛正气昌，心安理得精神爽"。我们的治疗效果肯定亦佳。

第八，治疗虚证时要注意用药和时间。服药量，应当按配伍量服用；服药时间，一般是早晚服用，早上在六七点钟，晚上在七八点钟较好，有些人刚吃完药就吃饭，或是刚吃完饭就吃药，都不好。有些病人早上吃饭吃药一起干，吃完饭要上班，晚上吃药在12点钟，都不妥。要注意的是补药偏滋腻，用量过大或时间过短容易造成壅滞；吃药与吃饭过紧会使胃满饱胀，给胃造成负担，会造成原发病未治好又继发了胃病。这一点我以前已经讲过，今天只作提示。

气血两虚较常见　临床补气为首先

先说一下气虚的见证。临床上脾肺两虚多见。如倦怠无力是因脾虚，脾主肌肉、四肢，所以全身无力，四肢倦怠，是脾虚不能输布营养之故。因脾主肌肉，换言之，脾也是生气之源，又通过肺输布全身，达到"脾气足则肌肉丰满"，形不足是由于气虚，正是"形不足者，温之以气"的理论体现。还有，是因气虚，气就短，动辄喘促。同时可见到面色白，即面色无光泽而暗淡，也属于脾虚。气虚主要是脾气虚，所以也有食欲不振。由于中气不足会导致肺气不足，所以出现懒言少语，语音低短。因为声音是由阳气所发，所以多言耗气，多言也伤气，故不愿意多言，出现懒言，这个问题临床应当注意。

现在以"四君子汤"为例，说一下补气法的临床运用。

四君子汤 （《太平惠民和剂局方》），组成：人参 10g（去芦），白术 9g，茯苓 9g（去皮），炙甘草 6g。

用法： 上为细末。每服 15g，水一盏，煎至七分，通口服，不拘时候；入盐少许，白汤点亦得（现代用法：水煎服）。

功用： 益气健脾。

主治： 脾胃气虚。面色白，语声低微，气短乏力，食少便溏，舌淡苔白，脉细缓。

方解：四君子汤主治脾胃气虚证。它是补气的基本方剂，常用于因饮食劳倦损伤脾胃，导致气血生化之源不足之证。其组方简单，也经常出现在其他方剂之中。脾的生理功能发生异常时，脾的功能就低下了，就见到食欲不振，饮食减少，或者食而不化，大便异常等现象。由于气虚，同时可见到面部颜色白，四肢困倦无力；由于中气不足，肺气也虚了，表现出语音低微，少气懒言。这些情况都是由于脾气虚的缘故，都可用补气的方法来治疗。

《医方考》有关基础的气虚证的论述：面色萎黄，或白。声低息短，倦怠乏力。脉来虚弱，或者脉来虚软。相当于气虚的基础见证。也就是脾肺气虚的基本表现。在基础上也会涉及其他脏腑气虚的出现，归根结底脾胃气虚是最基础的。法当益气健脾。实际上只要抓住后天之本，其他问题都会迎刃而解了。

换句话，所谓的补气实际上就是实施补脾，脾的功能得到充实恢复了，自然就能生气。四君子汤有什么特点呢？从它的药物配伍来看，比较平和，虽然是甘温益气，但是温而不燥，温而不热，犹如宽厚而平易近人的君子。从原方的分量来看，也是不大，然补而不壅。为什么说四君子汤是补气的代表方呢？由于本方能使脾胃之气健旺，运化功能恢复正常，以滋生气血，所以说四君子汤是补气的基本方。后世以补气健脾为主的许多方剂，多从本方发展而来。

方以人参为君，有五大功能。甘温大补元气，元气是人体最根本之气，用本品有补元气固虚脱的功效。临床可以单独使用，亦可配方应用，效果都非常良好；再有用于脾气不足，以健脾养胃，由于脾胃为后天之本，气血生化之源，脾气不足，则生化无力，就会出现倦怠无力，食欲不振，上腹痞满，纳呆吐泻等症。用人参可健脾益气，有恢复脾气不足的作用；人参还能补益肺气亏虚，肺气亏虚可出现气短乏力，动辄气喘，气虚自汗。人参有补益肺气亏虚之功效；人参还有生津止渴的作用，适用于热病伤津，身热口渴，发热汗多等症；人参还能用于气虚心神不安、失眠多梦、惊悸健忘诸证。在使用人参时须注意两点：一是补气防壅，二是气不虚的实热忌用。

方中以白术为臣，苦温，具有补气健脾，可用于运化失常所致的食少便溏，脘腹胀满，倦怠无力等证；燥湿利水，可用于脾虚不能运化水湿，而成为痰饮水肿等证；还可用于表虚不固自汗；也可用于气虚胎动不安。本方主取其补气健脾，佐取燥湿的作用。

方以茯苓为佐，其甘淡，渗湿常用于小便不利、水肿及停饮等证，但茯苓性平，利水而不伤正；脾虚可健脾，多用于脾虚倦怠，食少便溏。本方苓、术合用，健脾除湿作用更强。

使以甘草调和诸药为善。全方配合，共奏益气健脾之功效。

四君子汤是很标准的君臣佐使四味药组成的标准结构。亦为补脾益气兼有除湿作用的一个基础方剂。

下面说一下与四君子汤相关的附方，如**异功散**，是本方加一味香陈皮，乃是补气方，然却有异功之妙哉。所加陈皮，是因为脾气更虚了，就是比四君子证更虚了。这种情况加行气健胃药，能使补气作用加强，脾胃功能恢复更快。在实践中发现，在脾胃虚弱的时候加一味陈皮，可使补气不壅，且脾胃功能恢复更快。如果在这个基础上若有痰该怎么办呢？那就在此基础上加半夏，即是**六君子汤**。也就是四君子加上二陈汤的主药，二陈汤是治痰的基础方。通过其他治痰的方剂看，许多都是从二陈汤变化而来的，故二陈汤是治痰的主方。它为什么能治痰？痰的生成与水湿有关，也和脾有关。陈皮半夏能健脾祛湿，一升一降促进水湿代谢，痰能化湿能排。理论上讲"脾为生痰之源"。在痰多的时候要祛痰，用祛痰方。痰不太多时又气虚，就用六君子汤，既能祛痰又可健脾益气。只有益气健脾，才能从根本上治痰，这就是"脾旺湿自消"的道理。脾的功能强了，运化水湿的功能也会增强，自然就不会产生痰湿。所以在气虚痰不胜的时候，就要益气化痰，益气才有利于排痰。在常用方里还有**香砂六君子汤**，即六君子汤加木香和砂仁，能更好地健脾胃之气。木香能通调三焦之气，能升能降，更能醒脾，醒脾则能振奋脾气。砂仁可行气、温胃、健胃。总方还是温中健脾祛痰湿消胀满的基础方。在调理肠胃方面是个经常使用的方子，在临床上变化也是比较多的，需要正确掌握。以四君子汤为基础衍生的方子比较多，今天拣主要的说一下，因时间关系，不能一一罗列，以后有机会再共同探讨。

人参的故事

很久以前深秋的一天，有两兄弟要进山去打猎。好心的老人劝他们说，马上就要下雪，别进山啦。万一碰上封山，你们就下不了山了。可他俩凭着自己年轻力壮，硬是不听老人劝，带了弓箭刀叉，进山打猎了。

进山后，兄弟俩果然打了不少野物。正当他们继续追捕猎物时，天开始下雪，接着很快就大雪封山。两人没法，只好躲进一个山洞。平时他们除了在山洞里烧吃野物，还到洞旁边挖些野生植物来充饥，改善胃口。他们发觉有一种外形很像

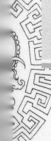

人形的东西，味道很甜，便挖了许多，把它们当水果吃。不久，他们发觉，这种东西虽然吃了浑身长劲儿，但是多吃会流鼻血。为此，他们每天只吃一点点，不敢多吃。有时天气放晴，他们就踏着厚厚的积雪，到附近打些野物。转眼间冬去春来，冰雪消融，兄弟俩扛着许多猎物，高高兴兴地回家了。

村里的人见他们还活着，而且长得又白又胖，感到很奇怪，就问他们在山里吃了些什么。他们简单地介绍了自己的经历，并把带回来的几枝植物根块给大家看。村民们一看，这东西很像人形，却不知道它叫什么名字，有个德高望重的白须长者笑着说："它长得像人，就叫它'人生'吧！"后来，人们又把"人生"改叫"人参"了。

◎贾老用四君子汤经验

1．**胃溃疡**　潞党参15g，土白术12g，茯苓10g，甘草6g，炙黄芪15g，三棱10g，乌贼骨15g。1日1剂，水煎服。2周为一疗程，一般需用2个疗程以上为好。尤其对生活不规律造成气虚脾亦虚的患者效果较好。

2．**慢性胃炎**　潞党参15g，土白术12g，茯苓10g，炙甘草6g，炙黄芪10g，炒枳壳10g，鸡内金10g。1日1剂，水煎服。2周为一疗程。适用于脾胃虚寒，纳呆恶心，胸闷腹胀，畏寒疲倦，便不成形者。

3．**小儿低热**　潞党参10g，贡白术、茯苓各6g，炙甘草3g，淮山药10g，炙黄芪6g，生炒二丑各3g。1日1剂，水煎服。适用于小儿脾胃虚弱，主治：挑食或纳呆便溏，经常感冒或潮热，或夜卧不宁。因小儿表里俱虚，气不归元，而阳浮于外，所以发热者。本方常用于8~15岁儿童，3天可见效。

4．**小儿消化不良**　党参、炒白术、茯苓、炙甘草、炙黄芪、炒扁豆各等份。研为细末。每服3g。另用水150ml，加大枣1枚，生姜2片，煎至75ml，分2次与药末同服。2周为一疗程。适用于5岁以上小儿，年龄小者用量酌减。主治：脾胃虚弱，身体偏瘦，内虚不食，或夜卧不安，或容易感冒发虚热者。

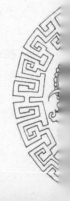

笔记十四　血家之病四物汤
补血养血经典方

1976 年 3 月，我跟贾老在门诊上班，可巧连续一周左右，每天都见到不少妇科病人。贾老开的方子很简单，大多数都是就诊一次，二诊的病人都不多，三诊更少见。我通过复诊病人了解，效果都很好。不少初诊病人都是老病人介绍来的。我们几个学员在一起不断交流，觉得还有不少疑问，要求贾老讲讲治疗妇女病的经验！贾老同意我们的要求。但贾老说你们提的问题太大了，我只能从一方面说起，先给你们讲一个常用方，也是基础方。这个方子就是四物汤。

 ## 补血养血经典方——四物汤

四物汤是补血、养血的经典方剂，也是妇科最常用的。中医界的人士对此完全可以用耳熟能详、如雷贯耳来形容。更神奇的是这四味药经过加加减减，衍化成一系列的方子，据不完全统计，已达 600 余首。

东汉名医张仲景在《金匮要略》中的服艾汤的基础上，改进物仲景服艾汤，晚唐蔺道人进一步减阿胶、甘草、艾叶，将生地黄改为熟地黄，芍药定为白芍，保留原方的当归、川芎，名为"四物汤"——后来被尊为补血调经之主方，专门用来治疗妇科血症，被后世医家称为"妇科第一方"。

四物汤是补血养血调经的一个基础方。在临床各科疾病中都能使用，尤其在妇女病中无论是月经病，还是胎前、产后都用到它，所以说它是妇科病的基础方。

四物汤由熟地黄、白芍、当归、川芎组成。一般认为熟地黄为君药，方可灵活运用，原来说过做君药的量大。如熟地黄用四两，那么芍药用量为它的一半，当归、川芎再减一半，它是灵活的。因为这个方在很多书里用法都不同，看起来很多药都可以当君药，当君药，量就要大，功效侧重点就要变化，所以我们从补血角度的安排君、臣、佐、使，熟地黄当君药是大家比较公认的。方中熟地黄甘，微温，入肝肾。有养血滋阴、补精益髓的功效，适用于血虚萎黄，眩晕眼花，心悸失眠，月经不调，崩中漏下。还用于肾阴不足，潮热盗汗，遗精消渴等证；为方中之君。方中白芍苦，酸，微寒，归于肝脾。有养血敛阴，柔肝止痛，平抑肝阳的功效。可用于月经不调，行经腹痛，崩中漏下，自汗盗汗等；还可用于肝气不舒，胁肋胀满，脘腹疼痛，四肢拘挛等；也用于肝阳上亢、头痛眩晕等证，为方中第一臣药。方中当归甘，辛温，入肝，心脾。有补血、活血、止痛、润肠等功效，适用于血虚诸证，是良好的补血药；适用于月经不调、痛经、闭经；适用于虚寒腹痛，瘀血痹痛，跌打损伤等；适用于痈疽疮疡；适用于血虚肠燥等证，是方中第二臣药。方中川芎辛温，入肝、胆、心包经。有活血行气，祛风止痛之功效。适用于月经不调、痛经闭经、产后腹痛、胁肋作痛、肢体麻木等证；适用于头痛、风湿痹痛等证，为方中的佐药。

在具体运用中我有个体会：原方是补血养血的基本方。方若加上桃仁、红花，成为桃红四物汤，就是活血化瘀的基础方，川芎可以做君药，当归、芍药可以作为臣药，可把白芍改为赤芍。熟地黄，考虑活血不伤新血，量要减少，作为佐药；若用于血瘀引起腹痛，要止痛，芍药可以做君药，擅长于缓急止痛。川芎、当归增加其止痛作用，地黄也可以做佐药；如果有月经不调，以当归为君药，偏虚的以熟地黄、白芍、川芎为臣药、佐药；偏瘀的以川芎、赤芍、熟地黄为臣药、佐药。所以针对血病的不同情况，辨证灵活运用，安排君、臣、佐、使，灵活运用用量。从总体看，以哪方面功效为主的，哪个就做君药，那么它的量就应该大，这是方义分析，所以不是固定谁做君药。如果用于补血作为基础方，当然熟地黄做君药。

关于四物汤的用量问题，这里简单说一下。从原方来看，是以补血为主的，历代的医籍当中，有的是四个药各等份的；有的书中：熟地黄8两，芍药、当归各4两，川芎2两，也并不统一。各个时代的医家根据自己的用法来确定用量，但是他们都有这样的主次。所以用于补血而不滞血，行血而不伤正，全方偏温，温而不燥，滋而不腻。因为一是方中配了川芎、当归。二是熟地黄尊古炮制，都是用砂仁拌了，本身能够减少它的滋腻。现在熟地黄炮制可能不加砂仁了，我们要开熟地黄，方子里可以开上1～2g砂仁同用，可以减少它滋腻的程度。体弱者可以服用久一些。因为是熟地黄为主的方子，否则吃一段时间他就会受不了，气滞作胀，食少纳呆。所以要注意，它补而不滞，滋而不腻。

以上有些是自己的看法，对初学者来说可供参考。

总之，四药的优秀搭配，共起补血、养血、活血的作用。适用于冲任虚损，心肝血虚诸证。如月经不调，脐腹疼痛，崩中漏下，癥瘕积聚，妊娠胎动，恶露不尽，少腹坠痛，时作寒热等临床诸证。具体来说四物汤临床可用于三类证候。

一是心肝血虚，头昏目眩，面色无华，心悸失眠，是肝血不足，不能涵养心神，同时也有心血亏虚，心神失养的表现。或有唇淡甲枯也是肝血虚方面的表现。是因为"肝主筋，其华在爪"，肝血亏虚筋失濡养。也出现口唇淡或面色无华。舌质淡白，脉虚迟弱等情况，这都是一般的血虚见证。

二是妇科疾病，主要涉及月经方面，表现了一种血海空虚、冲任不足现象。冲为血海，任主胞胎。阴血不足，冲脉不充，而血海空虚，就会使月经匮乏，月经量少，甚至于经血无源，造成月经不调、痛经闭经等症。

三是**冲任不固**，会造成胎动、下血、漏下等情况，是因血虚之后，可以出现血滞、血瘀。血瘀了则会导致出血。血虚之后气必虚，气虚血更不固。所以血虚之后，就可造成月经不调，痛经闭经，崩中漏下，痛经闭经，妊娠胎动，先兆流产等表现。

从整个病机来看，不管全身性的心肝血虚，或者妇科血海空虚，都是一种血虚兼血瘀的表现。以上这三方面问题，都可以用四物汤来解决，所以说它是调经的基础方。

有些学员提出，老师讲多了我们不好掌握怎么办？现在我给大家推荐，用**四物汤临床辨证四大要点：心悸头晕，面色无华，唇甲色淡，舌淡脉细**等。总的来说是以血虚见证为运用基础。也就是说不管是用来补血，用来调经，都应该有基本的血虚型的见证为基本点。

临床使用时还要注意：阴虚发热及血崩气脱等证，不宜使用。

关于四物汤的附方问题，今天要重点提示一下桃红四物汤。因为桃红四物汤后来成为一个活血化瘀的基础方，从结构来看，加了桃仁、红花以后，侧重于活血化瘀，相对活血力量大了。芍药在本方中用赤芍，特别是川芎、赤芍、桃仁和红花，也是名医王清任的四大金刚，从王氏的活血化瘀药中看，这四味药他用得最多。他还具体体现了一些特点，如用当归，或当归尾以后，活血化瘀力量就很好，效果很确凿。用熟地黄活血能补血。用地黄以后，对于血瘀化热，使活血不伤血，有养阴补血作用，而且它还可以清血热。所以，桃红四物汤就成为活血化瘀的基础方。这个附方，很常用，要重点提示。还有胶艾汤也简单说一下。方出自仲景《金匮要略》，是四物汤加阿胶、艾叶和甘草而成。它的功用主要是补血止血，调经安胎。主用于妇人冲任虚损，崩中漏下，月经过多，淋漓不断，或半产下血，或妊娠下血等病症。方中艾叶用于暖宫，合阿胶、四物以添补冲任虚损，也非常实用。

补血养血四物汤——名家妙用经典方

后附名医傅山经验两则，常依方用于临床，有是证，每用皆效，故示同道。

月经过多论：妇人有经水过多，行后复行，面色萎黄，身体倦怠，而困乏愈甚者，人以为血热有余之故，谁知是血虚而不归经乎！失血旺始经多，血虚当经缩。今日血虚而反多经，是何原因？殊不知血归于经，虽旺而经亦不多；血不归经，虽衰而经亦不少，世之人见经水过多，谓血之旺也，此治之所以多错耳。倘经多果是血旺，自是健壮之体，须当一行即止，精力如常，何至一行后而再行，而困乏无力耶！唯经多是血之虚，故再行而不胜其困乏，血损精散，骨中髓空，所以不能色华于面也。治法宜大补血而引之归经，又安有行后复行之病哉！方用加减四物汤。**大熟地黄 30g**，白芍 9g，当归 15g，川芎 6g，白术 15g，黑芥穗 9g，山茱萸 9g，续断 3g，甘草 3g。水煎服。

　　四剂而血归经矣。10 剂之后，加人参 9g，再服 10 剂，下月行经，适可而止矣。夫四物汤乃补血之神品，加白术、荆芥，补中有利；加山茱萸、续断，止中有行；加甘草以调和诸品，使之各得其宜，所以血足而归经，归经而血自静矣。荆芥穗引血归经。适量增加，其效始著。

　　按：临床应用须因人制宜，随证加减施治效著。如肾虚腰酸背困者，加菟丝子、炒杜仲，并重用续断、山茱萸的剂量，用于补肾摄血；若肝气盛者，脉大有力者，加生龙骨、生牡蛎、五味子，并加重白芍的用量，以平肝藏血；若气虚者，加党参、黄芪，益气统血；若心悸乏力者，加党参、龙眼肉、五味子，以养心安神；若口干舌红，脉数者，加牡丹皮、焦栀子，清热固经血。

　　大便干结小产论：妊妇有口渴烦躁，舌上生疮，两唇肿裂，大便干结，数日不得通，以致腹痛小产者，人皆曰大肠之火热也，谁知是血热烁胎乎！夫血所以养胎也，温和则胎受其益，太热则胎受其损。如其热久烁之，则儿在胞胎之中，若有探汤之苦，难以存活，则必外越下奔，以避炎气之逼迫，欲其胎之下坠也得乎！然则血荫乎胎，则血必虚耗。血者阴也，虚则阳亢，亢则害矣。且血乃阴水所化，血日荫胎，取给刻不容缓而火炽，阴水不能速生以化血，所以阴虚火动。阴中无非火气，血中亦无非火气矣，两火相合，焚逼儿胎，此胎之所以下坠也。治法宜清胞中之火，补肾中之精，则可已矣。或疑儿已下坠，何故再顾其胞？血不荫胎，何必大补其水？殊不知火动之极，以致胎坠，则胞中纯是一团火气，此火乃虚火也。实火可泄，而虚火宜于补中清之，则虚火易散，而真火可生。倘一味清凉以降火，全不顾胞胎之虚实，势必至寒气逼人，胃中生气萧索矣。胃乃二阳，资养五脏者也。胃阳不生，何以化精微以生阴水乎！有不变为劳瘵者几希矣。方用加减四物汤。**熟地黄 15g，白芍 9g，当归 3g，川芎 3g，栀子 3g，山茱萸 6g，山药 9g，牡丹皮 9g**。水煎服。服四五剂而愈矣。牡丹皮性极凉血，产后用之，最防阴凝之害，慎之！此方加条芩二钱，尤妙。

　　按：傅氏女科是宝贵的医学遗产，临床实用价值很高，临证翻演，立起沉疴，是无疑的。如带下证，五证五方，方方俱验。所以，对于初学者来说比较实用，可以从此起步。但是继承祖国医学，要尊古而不可泥古，过于泥古就要犯教条主义错误。因为事物是不断发展的，我们也要不断充实和完善。

贾老巧用四物汤——实践体会经验方

贾老常用四物汤加减治疗妇女月经病，临床常常取得非常满意的效果。如方中合入丹参、牡丹皮、泽兰、茺蔚子、桃仁、五灵脂活血化瘀；或选用郁金、延胡索、香附、木香、青皮等行气活血，以使气血通畅。

现示一病例予以说明：范某，女，33 岁，时常腹部痛胀，至夜，咽嗌干燥，月经量一月少于一月，色紫成块。痛经两年。舌苔长期如墨，脉象沉涩。此因下焦蓄血。治宜疏肝化瘀，活血通经。**方药：全当归 15g，赤芍、丹参、茺蔚子（酒炒）各 10g，牡丹皮、川郁金、泽兰各 8g，桃仁、延胡索、川芎、广木香各 5g。**连服 6 剂，黑苔全退，腹痛止，月经通顺。

> **贾老按：**该患者乃下焦蓄血，血蓄于肝，肝脉下荫冲任，上循喉咙，肝血瘀阻，则当经期腹痛而经少；肝火郁而内灼，则入夜嗌干；其脉涩，其苔黑，均反映了蓄血的病机。适宜疏肝化瘀，活血通经方能使愈。

> **按：**贾老论治月经不调之证，他曾说"辨证必先详审脏腑经络，气血阴阳；施治要先研先贤之经，而后随证发挥。"对气滞血瘀经色变紫暗者，贾老观其经色，查其脉证，入夜咽嗌干燥为肝经燥热之证；舌苔黑为瘀血内阻之象；腹痛经减色紫为血脉不通之证，断为血蓄于肝。妇人经血不通之因，多源于寒、热、虚、实，必先有气滞而后有血瘀。故贾老认为"调气以治血"是调经大法。以疏其气血，而致和平。

郎中秘藏经验方

贾老常用四物汤加减治疗常见病（主要有妇女病和其他病两类）。

◎妇女病

1．**月经失调**　用本方加黄芪 20g，茯苓、香附各 15g，炙甘草 6g。水煎服，1 日 1 剂。每月服 3~6 剂，连用 2~3 个月即愈。

2．**痛经**　用本方加白芷、木香、延胡索、佛手、香附各 10g，桃仁 6g，红花 6g，炮姜 3g。水煎服，1 日 1 剂。每月经前一周服三剂，连用 2~3 个月即愈。

3．**功能性子宫出血**　熟地黄 20g，杭白芍、当归、三七粉（另冲）各 10g，黄芪、贯众炭各30g，地榆、益母草各15g，血余炭6g。水煎服，1日1剂，于月经来潮第3日开始服用，连服3~6日即可（根据出血程度而定）。

4．胎位不正　用本方去熟地黄，加白术、茯苓各15g，水煎，每晚服1剂，3剂为1个疗程，服药1个疗程后，每周复查胎位1次，连查2周，转正后再服1个疗程，以巩固疗效。有较显著的矫正胎位作用。

5．产后发热　多为气虚，用本方加黄芪30g，白术15g，阴虚者再加知母、地骨皮各15g，鳖甲10g。水煎服，1日1剂，1~2剂可效。

6．卵巢囊肿（中医属癥瘕范畴）　多为气滞血瘀所致，用本方去熟地黄，加党参15g，黄芪30g，山药30，鸡内金15g，黄柏15g，三棱10g，莪术10g，生水蛭6g。水煎服，1日1剂，3周为1个疗程。视病情用1~3个疗程。

7．乳腺增生　多为气滞血瘀型，用本方加入柴胡、陈皮、郁金、香附各10g，白术、茯苓各15g，全瓜蒌10g，海藻、莪术各10g。水煎服，1日1剂，3周为1个疗程。

8．产后便秘　多为气血俱虚，本方将熟地黄易生地黄，加黄芪20g，党参10g，肉苁蓉、柏子仁、枸杞子各10g，口渴酌加麦冬、玄参各10g，最后加升麻3g，提壶揭盖，其效更神。

◎**其他疾病**

1．神经性头痛　用本方加减：熟地黄50g，白芍、当归、川芎、龙眼肉各15g，牡丹皮、天麻、僵蚕、全蝎、炙甘草各10g，酸枣仁、石决明各50g，蜈蚣3条。水煎服，1日1剂。

2．肩周炎　用本方加桂枝尖、甘草各6g，羌活、姜黄各12g，生姜3片，为基本方，随证加减。水煎服，1日1剂。

3．坐骨神经痛　用本方加味：熟地黄20g，白芍、当归、川芎、豨莶草、木瓜、伸筋草、透骨草、海桐皮各15g，蜈蚣3条，细辛、甘草各3g。水煎服，1日1剂，连续用1个月为宜。

4．荨麻疹　用本方加减：黄芪30g，防风、白术、紫苏叶、当归各10g，白芍15g，川芎12g，生地黄20g。水煎服，1日1剂，连服3~10剂。

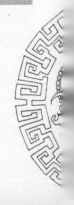

笔记十五　寒之不寒无水故
壮水之主制阳光

　　每周六晚上都是学术讲座时间。1976 年 3 月 27 日又是周六。贾老给我们接着讲"补法"中的"补阴法"。

　　一开始，贾老讲了一个故事，过去有个故事叫"师徒研医"，内容如下：

　　学生问："老师，我在一本中医书上看到一句理论，叫作'壮水之主，以制阳光'是什么意思？阳光是万物能量的源泉，是给人类带来温暖和光明的，为什么要制止和制约它呢？"

　　老师回答："'壮水之主，以制阳光'这句理论为唐代王冰注《内经·至真要大论》中所言，即补水制火的意思。这里讲的阳光，不是讲太阳的光芒，而是讲人体在生病过程中产生亢盛内热的火邪。致人生病的邪火有实火和虚火两种，这里所说的内热是指'阴虚内热'，是虚证造成的火邪；根据'实则泻之，虚则补之'的理论，就需要补水。"

　　学生问："那么，这里所说的'水'又是什么意思呢？"

　　老师答："这里所说的'水'，是指肾水，也就是肾精。肾精化生为肾阴和肾阳；肾是水火之宅，肾阳、肾火是产生全身热量和功能的原动力；而肾水和肾阴是产生全身功能的物质基础，有了物质才能产生功能。就好比一个大力士，力大无穷，功能强大，如果 3 天不给他吃饭和喝水，大力士就会觉得头晕目眩，浑身乏力，何谈什么功能！所以功能和物质（肾阳即肾火，肾阴即肾水）是互根的，是矛盾对立统一的两个方面，是缺一不可的。"

　　学生问："'补水'从现代的理论来说，怎么理解呢？是否可举例说明。"

　　老师答："可以，在三十年前我碰到一个生病少年，满脸长着大小不等的红肿疮疖，痘核起作痛，此起彼伏，难以化脓病去，此乃多发性毛囊炎是也。虽经多方医治，依然无效。我知这是阳证，须用苦寒之剂解毒，用五味消毒饮、仙方活命饮合方煎服，外用马应龙痔疮膏外涂。用后，开始效果还不错，疮肿退，大量脓液排出。可少年正值考试期间，日夜攻读，故体力不支，逐渐衰弱乏力，面色灰黯。我见少年正气衰退，无力外托热毒，改用黄芪之剂——透脓散，意欲扶正托毒外出，不料药下脸部红肿疮肿又蜂拥而起。当时，余自感才疏学浅无能医治，束手告败。常言道，失败乃成功之母，后经学识的积累，才懂得：寒之不寒，是无水也！用寒凉的药物来治疗热毒性的疾病，没有效果，是因为没有肾水之故！

要根本解决问题，必须'壮水之主，以制阳光'用水填补下元，也就是用补肾阴的药剂来加强免疫力，才能制止阳光，祛除火毒，根治疾病。"

老师说："我从《醉花窗医案》里选一案例，让你分析体会。

郭鹤轩，名昌年，医士也，货药于村。甲辰夏，忽患目痛，因自知医，用黄连、栀子、菊花、薄荷之类清之，转益增剧。不得已，延余视之。观其不红不肿，又无翳障，唯黑珠起红一点。诊其脉，沉数细弱，知为阴虚血热，郁于肝脏，无怪寒凉之不应也。因以杞菊地黄汤易生地黄而投之。一服而痛减，三服而红点除，痛全止矣。请问，这个案例说明什么医理？"

学生答："这个案例说明'寒之不寒，是无水也'，宜'壮水之主，以制阳光'，拟滋补肾水为上策。"

六味地黄丸

今天我给大家介绍一个名方——六味地黄丸。六味地黄丸是中医临床常用的一种中成药，有滋补肝肾的功能。本方始见于宋代《小儿药证直诀》一书，是当时著名儿科医生钱乙首先创制的，人们尊称他为"儿科之圣"。钱乙做过一段时间的翰林医官，也有个流传至今的故事。

那是公元1079年，钱乙被召到汴京，治好了太子的病，受到了皇帝的重用和赏赐，顿时使他誉满京城。那时候宋朝的太医，一般都是名医的后代。这些人的祖上也许真有点本事，但传到他们这一代，许多人已经成了靠门第资格吃饭，靠"家学渊源"吓人的庸医了。钱乙，这个"土郎中"的儿子，年龄才四十几岁，一下子进入了太医的行列，不能不令这些官僚味儿很足的庸医们张口结舌。有些人固然佩服他，但更多的人却有点嫉妒，不服气。他们私下议论："钱乙治好太子的病，不过是巧合罢了！"有的说："钱乙只会用土方，真正的医经怕懂的不多。"

一天，钱乙和弟子阎孝忠正在为患者治病，有位大夫带了一个钱乙开的儿科方子来"讨教"。他略带嘲讽地问："钱太医，按张仲景《金匮要略》八味丸，有地黄、山药、山茱萸、茯苓、泽泻、牡丹皮、附子、肉桂。你这方子好像少开了两味药，大概是忘了吧？"钱乙笑了笑说："没有忘。张仲景这个方子是给大人用的。小孩子阳气足，我认为可以减去肉桂、附子这两味益火的药，制成六味地黄丸，免得孩子吃了过于暴热而流鼻血，你看对吗？"这位大夫听了，连声道："钱太医用药灵活，酌情变通，佩服佩服！"弟子阎孝忠赶紧把老师的话记下来，后来又编入《小儿药证直诀》一书。就这样钱乙所创制的"六味地黄丸"流传下来。

钱乙制作六味地黄丸的初衷原不过是用于治疗小儿的"五迟"（即今人所说的小儿发育不良）之症，但是他远远没有想到，六味地黄丸会在以后的日子发扬光大，成为滋补肝肾、养生保健的千年良药。直到今天，仍广泛运用于临床。

六味地黄丸应该看做滋补肝肾阴虚的基础方。先从它的**主治证候**做一简单分析：它的主治是肝肾阴虚。应该说它是由两部分构成。一部分是**肾精不足**的表现，腰膝酸软，头目眩晕，耳鸣耳聋，足跟痛，牙齿松动，这些现象不仅仅是阴虚有，精亏一样也有。小儿表现囟门迟闭，反映出五迟证。肾精不足，加上虚热内扰，就是典型的肝肾阴虚证。另一种是**虚热内扰**，表现手足心热，口燥咽干，骨蒸潮热，盗汗，遗精滑精，牙痛，消渴等证，反映阴不制阳，产生虚热，虚热内扰。由于它突出反映在一种肾精不足，这里讲骨蒸潮热，程度不重的。骨蒸潮热，如果热很高，比较高了，在临床上譬如有时候这种虚热，体温可到 38.5℃以上，出现这个现象，往往要考虑火旺，火为热之极。特别是伴随有明显的盗汗，规律性的持续盗汗，那就是有火旺了。一般的盗汗较轻，骨蒸潮热热度是不高的，那这就属于虚热内扰。虚热扰乱精室，可以遗精、滑精，肾精不足可以肾虚牙痛。一般虚热都会有。当然虚火上炎那个牙痛，可以伴随着牙龈溃烂，甚至灼伤肺络出血，这个都可能。阴虚的消渴，可涉及肾阴不足的基础上，也涉及中焦气阴受损伤。舌红少苔，脉细数这是肾阴虚，以及阴虚火旺都是普遍存在的。治疗以六味地黄丸这个基础方为主，针对的是基础病机。

治法分析： 六味地黄丸是滋补肾阴的基础方，是个非常有名的方剂。六味地黄丸是由熟地黄、山药、山茱萸、泽泻、茯苓、牡丹皮组成的。方中熟地黄甘而微温，归于肝、肾。具有养血滋阴，补精益髓的作用。适用于血虚萎靡，或肾阴不足，咽干潮热，遗精盗汗诸证，熟地黄在方中为主是君药；方中山药甘平，归于肺、脾、肾经。有益气养阴，补益肺、脾、肾的作用。适用于肺虚喘咳、脾虚运弱、肾虚精薄等证；方中山茱萸酸而微温，归于肝肾。有补益肝肾，收敛固肾的作用，适用于肝肾亏虚、头晕腰软。也用于遗精滑精、小便不禁诸证。山药、山茱萸在方中起辅助作用，应为臣药；方中泽泻甘淡偏寒，归于肾和膀胱经。有利水渗湿，泄热利小便的作用；方中茯苓甘淡，归于心脾肾经。有利水渗湿，健脾安神的作用。适用于小便不利、脾虚不运等证；方中牡丹皮苦、辛、微寒，入心、肝、肾经。有清热凉血，活血散瘀的作用。可用于温热病邪入血分，或温病后期发热，或血滞经闭等，或痈肿内毒等证。泽泻、茯苓、牡丹皮在方中为佐药。

这个方子的特点是三补三泻。三补的药是熟地黄、山药、山茱萸，也是兼顾补益肝脾肾之不足。通过补脾、调肝，达到补肾的目的。除了这三补之外，又配伍三泻。其目的首先是考虑到正虚以后，相应会产生病理产物，虚中兼实，因虚致瘀，产生病理产物。第二个目的是为了使补益药物补而不滞，滋而不腻。总的来说，三补的作用是扶正；三泻的作用是，既有协同作用，又有佐制作用。而这三补和三泻是相对应的，即熟地黄对泽泻，山茱萸对牡丹皮，山药对茯苓。为什么既要补又要泻呢？就是因为既有肾阴不足，又有虚火上炎。肾的阴阳之间平衡有了问题，这就要补其不足，泻其有余，可见古人设计的非常好。

配伍特点有三： 一是肝、脾、肾三阴并补，围绕着肾阴为核心，以补肾为主。二是三补三泻同用，以补为主。三是用量特点，三补为主，原方熟地黄为君，它量大用 8 两；作为臣药的山药和山茱萸两味药，补益肝、脾都是用 4 两；佐药，另 3 味（泽泻、茯苓、牡丹皮）都是 3 两。从用量来看也体现出了主次。所以它体现了在补阴的同时又达到了平火的目的。说到这里我又想起以前我说过一个顺口溜："**六味三对三，药用八四三，善补后天保先天！**"这也是最简易的方剂歌诀。

在实习时有学员问我，贾老师你善于总结要点，这个方子你也给我们介绍一个吧！今天在这里给大家说说。我要先说句老话："**守博致约者善道也。**"也就是说：要想掌握简要的，必须先要全面了解才行。

今天我们讨论的六味地黄丸证的关键是应用于肾阴虚。肾阴虚的主要表现是：头晕目眩，咽干口燥，腰膝酸软，五心烦热，失眠盗汗，足跟疼痛，男子遗精，女子崩漏，舌红少苔，脉细数，均为肾阴虚的表现。我们可以用十四个字来概括它的辨证要点：即"**头晕口干腰膝软，舌红少苔脉数减（细）**"就可以了。

治法分析：六味地黄丸是滋补肾阴的基础方，是非常有名的方剂。六味地黄丸也是由肾气丸去桂、附而成。这个方子的特点是三补三泻。三补是熟地黄、山药、山茱萸（异名山萸肉、萸肉），而三泻和三补是相对应的，即泽泻对熟地黄，牡丹皮对萸肉，茯苓对山药。六味地黄丸主要治疗的症候是肾阴不足、虚火上炎。所以，这时这种火是不能直接泻的，这种火是人体的根本，只能保护而不能伤害它，也就是基础教材里提到的滋阴和降火的关系。这里主要说的是阴虚，而不是阳有余，所以不但不能泻，还得保护它。因为阳没有阴来制约，所以阳跑到上面来了，虚火就是这样产生的。因此上面产生了热，下面火也不安，如咽干、潮热、遗精等都是由此引起的。因为阴虚不能制阳，下火妄动，火动后阳不得入阴，还会引起失眠等。也由于阳的妄动，扰动精室，即产生遗精。这个遗精有个特点，是有梦而遗。由于肾虚，腰腿也见到酸软无力。由于阴虚，也可见到足跟痛的症状，这要与"骨刺"作鉴别。**肾阴虚足跟痛，不定时或晚上加重，还有阴虚的其他证候，而骨刺疼痛是脚着地走路或负重时疼痛加重，这是好区别的。**

以上这些症状的出现，归根结底都是肾阴虚所致。治疗肾阴虚的原则也在这个方子中体现出来了。肾藏精，精的来源有二，一为先天，一为后天。先天之精，与生俱来，无法弥补；唯一的方法只有通过后天之精来补充。后天之精是五脏之精有所余则下藏于肾。所谓有余就是靠饮食所化，通过脾、肺分布到五脏，五脏有余下藏于肾。这样先天之精不断被消耗，又不断得到补充，从而保持肾气充足，反过来又可养五脏。这样看来，肾不仅是储存人体精华的地方，也是调节生理功能的地方。所以，肾阴虚的时候也要考虑到五脏。

本方中用了熟地黄，又用了山茱萸，还用了山药。熟地黄专补肾阴，为君药；山药能够补气，还能养阴涩精，是脾肺两经的药；山茱萸可以补肝、补心。从几味药的作用归经来看，五脏俱全。既补了肾，同时也照顾到心、肝、肺、脾之精，然而重点还在肾。补肾的同时，可涩精固肾，又把火收摄在里面，使虚火不得妄动。山药平补药性平和。山茱萸和山药为臣药。另外，泽泻和熟地黄相配，体现出它能够泄肾浊，以前说到肾阴不足可以产生肾浊，这是它协同的一方面。同时有泽泻的淡渗，减少熟地黄的一种滋腻。牡丹皮有凉血、清热作用，特别是治疗血热，虚热常用，所以针对这个虚热内扰，它可以有清肾虚所产生的虚热作用。同时，牡丹皮和山茱萸相配，山茱萸酸温，入肝肾经，牡丹皮入肝经，能凉血。能制约山茱萸的温性，所以它也存在一个既相互协同又相互制约的关系。茯苓是淡渗利水的药，和山药相配，使山药的补脾能够结合健运。单补脾，不健运，服用长时间，可以使脾胃气机壅滞，用茯苓的健运和山药的补脾合作。体现出健运、补益相结合，而且茯苓淡渗利水，也可以使山药补而不滞，这是茯苓的含义。佐药的三味和君臣药相配，体现了三补三泻相互兼顾，起到扬长补短效果。

从六味地黄丸的本质来考虑，是采用"壮水之主以制阳光"的方法，通过补阴来平虚火。这是个基础方，在它的基础上可以衍变许多复方。现在我不想多讲成药方，想给大家谈一点自己的用药体会。

六味地黄丸治疗糖尿病的体会。**病案摘要**：耿某，女，65岁，患高血糖、高血压15年，病情时好时坏，还多次住院治疗，屡治不愈。主诉：近来有头晕耳鸣，口干多饮，腰膝酸软，失眠盗汗。诊其舌红，苔少，舌体偏小。脉细数。查：血压186/120mmHg，血糖，空腹12.6mmol/L，餐后17.8mmol/L。辨为：肝肾阴虚。施以六味地黄丸加减治疗，**方药**：**熟地黄**30g，**山茱萸**15g，**山药**15g，**茯苓**9g，**泽泻**9g，**牡丹皮**9g，生石膏30g，石决明30g，知母12g，天花粉15g，生地黄15g，麦冬12g，当归9g，丹参12g。水煎服，1日1剂，3剂证减，又6剂，查：空腹血糖7.8mmol/L，餐后血糖12.0mmol/L，血压为146/100mmHg。继以六味地黄汤加减巩固治疗2周。诸证趋于正常。

按：近年来，糖尿病的发病率不断增高，关于治疗问题的探索很多。中医在治疗方面还是存在着一定的优势的，虽然中医中药没有西医降糖快，但远期疗效比较理想，能够控制并发症的发生，提高生活质量，这种事例不胜枚举。据不完全统计，在半年里随意观察了80例不同年龄和性别的糖尿病病人，30例纯西药治疗组，50例采取中西医结合治疗组，结果：中西医结合组无一例病情加重，而且大多数用药量逐渐减少，体力恢复正常，能正常工作。纯西药治疗的有30%不同程度出现了并发症，可见中医治疗糖尿病存在着一定的优势。

下面简单说一下六味地黄丸运用的加减问题。六味地黄丸常用于肾阴虚为主的下焦证，如消渴，还要增加一些补阴成分，如玉竹、知母、葛根等。同时有的涉及一种气虚和气阴两伤证，可以加补气药，如黄芪、党参；再加一点活血药，如丹参，久服效果更好；阴虚以后容易阳亢，引起头晕头痛，肝阳偏亢引起风阳上扰，气血逆乱，头晕头痛，这也是经常见到的，结合一些潜阳平肝，针对风的药物，可加入钩藤、天麻、菊花、何首乌这类常用药物；我的经验，像动脉硬化、痉挛这一类，它也可以出现头晕、头痛，可以加入丹参、葛根。丹参可以养血活血，葛根升清阳。但这里葛根比较润，又有清热作用。现代使用当中，发现该药在心血管方面有一定的作用，因为六味地黄丸有填精补髓的作用，特别是熟地黄，滋补肾精，所以对于一些特别的老年人，如老年痴呆这一类，它涉及肾精不足，不能生髓、养络、充脑。所以要增加填精补髓药，像龟甲、鹿角胶这一类，它都是血肉有情之品，所以有比较强的填精补髓作用，可以结合使用。在这类病证中，特别是老年痴呆，还涉及一个肾精不足的问题。肾精不足，肯定有湿浊，肾浊占据其位，所以不是光补，还要开窍化痰（石菖蒲、麝香、降香、人工牛黄、半夏、天南星），化湿浊的药物（陈皮、半夏、苍术、藿香、佩兰）和活血通络（当归、川芎、丹参、姜黄、鸡血藤、桃仁、红花、川牛膝）相结合效果会更好；若遇到虚火扰动精室，既要清降虚火，滋阴降火，又要与一些芡实、金樱子、牡蛎这类的收涩药相结合。这是一个用药思路，以六味地黄丸为基础，可以这样加减运用。关键就是要抓住本质，肾精不足、肾阴不足的表现，有的放矢地运用这个基础方，一定会取得预期的疗效。

运用六味有体验　安全有效功可荐

近年来，从中成药携带方便、服用简单等方面考虑，通过临床观察，成药六味地黄丸尚具有多方面的防病、治病和保健作用。同学们可以借鉴。

1. 糖尿病　六味地黄丸有明显的降血糖作用。糖尿病病人除调节饮食外，加用六味地黄丸能降低血糖、尿糖，改善症状。每次 9g，每日 2～3 次，治疗 2 型糖尿病效果良好，对重型糖尿病也有一定疗效。

2. 神经衰弱、高血压　属于肝肾阴虚者，按常规量服用，均有较好的疗效。

3. 病理性室性期前收缩（早搏）　治疗病理性室性期前收缩确有较好作用。服用六味地黄丸，每次 6～9g，每日 2～3 次，服 2 个月左右，患者病情可明显改善。

4. 顽固性失眠　用六味地黄丸每次 9g，每日 3 次。半个月为 1 个疗程，一般用药 1～3 个疗程。

5. 五更泄泻　六味地黄丸每次 10g，每日 3 次，一般服一个月可痊愈。

6. 慢性腰腿痛　六味地黄丸每次 2 丸（9 克/丸），每日服 3 次，温开水送服。5 天为 1 个疗程，一般用药 2～5 个疗程。

7. 消除蛋白尿　若急性肾炎患者水肿消失，但尿蛋白仍存在，口服六味地黄丸每次 6～9g，每日 2～3 次，服 1～2 个月后尿蛋白可消失。

8. 慢性肾炎　对（肝肾阴虚）慢性肾炎的疗效比急性肾炎为佳，尤以伴高血压者疗效为优，对合并水肿型的患者也有较好疗效，能迅速消除蛋白尿及水肿，促进肾功能的恢复。用法：每次 9g，每日 3 次，一个月为 1 个疗程。每次 9g，早晚各服一次，连服 2～3 个月，可有明显疗效。

9. **药源性遗尿症**　用六味地黄丸治疗抗精神病药氯氮平引起的遗尿症患者 6 例，效果显著。方法：取六味地黄丸，每次服 1 丸（9g），每日 2 次，温开水送服。服至月余可痊愈。

10. **前列腺炎**　用六味地黄丸治疗慢性前列腺炎患者，效果显著。方法：取六味地黄丸内服，每次 1 丸（9g），每日 3 次，温开水送服，10 天为 1 个疗程。连续用药 2～4 个疗程。

11. **肾病综合征**　取六味地黄丸，每次 9g，每日 3 次，温开水送服，20 天为 1 个疗程。一般经服药 1 个疗程后，症状、体征及蛋白尿即可显著好转。

12. **类风湿关节炎**　在治疗类风湿关节炎时，利用六味地黄丸的糖皮质激素效应代替糖皮质激素，取得满意效果，避免了糖皮质激素的副作用。用法：每次 18g，每日 3 次，一个月为 1 个疗程。

13. **更年期综合征**　本病常伴有潮红、潮热、出汗、焦虑、心悸、急躁、失眠、记忆力减退等。服用六味地黄丸每次 6～9g，每日 2～3 次，连续服 3 个月，可明显改善上述症状。

14. **眼病**　早期老年性白内障患者服用六味地黄丸，可明显提高视力，改善视物昏蒙、瞳孔晶状体混浊等症状。此外，六味地黄丸对治疗外伤性角膜溃疡、慢性葡萄膜炎、睫状体青光眼综合征也有一定辅助疗效。

15. **口腔溃疡（口疮）**　俗称"鹅口疮"，由于经常反复发作，又称为复发性口疮。中医认为本病是虚火上炎所致。六味地黄丸有滋阴降火的功效。患者可每次服用六味地黄丸 8g，每日 2～3 次，同时加用左旋咪唑 50mg，每日 3 次，连服 3 天，3～5 天即可使溃疡消退。

16. **复发性口疮**　六味地黄丸每次 9g，每日 2～3 次，一般 3～5 天可见效，且愈后很少复发。如复发再服本药仍有效。

17. **牙周脓肿**　六味地黄丸每次 10g，每日 3 次，3～5 天可减轻症状。

18. **小儿呼吸道反复感染**　用六味地黄丸治疗小儿呼吸道反复感染患者 60 例，效果满意。每次 6～9g，每日服 2 次。治疗时间最短者 35 天，最长者 90 天，平均为 61.6 天。据观察，六味地黄丸对患儿免疫功能影响明显，疗效显著。

19. **血液病**　六味地黄丸可治疗因服用氨基比林类药物所致的白细胞减少症，服药一个月后，可明显提高白细胞数量，改善乏力、纳差等症状。

20. **甲胎蛋白低浓度持续阳性**　甲胎蛋白低浓度持续阳性易转肝癌。六味地黄丸每次 9g，一日 2 次，连续服半年至一年，可大大降低肝癌的发病率。

21. **辅助治疗肿瘤**　各类癌症患者在放疗、化疗同时见有阴虚症状者，服用六味地黄丸，按常规量服用，可增强体力、减轻不良反应。可以增强化疗药效果，减少毒副反应。用六味地黄丸口服辅助治疗肿瘤化疗病人 60 例，获得较好效果。方法：自化疗的第 1 天开始口服六味地黄丸，每次 9g，每日 3 次，连服 20 天。患者服用本药后，化疗药物的药效显著增强，不良反应明显减少。

22. 可治疗的皮肤病 尤其对下述几种皮肤病疗效确切。

（1）老年皮肤瘙痒症：该病的发病机制主要与老年人皮脂腺功能的减退、皮肤缺乏皮脂滋润及老年人自主神经功能的退化有关。六味地黄丸具有滋补肾阴、增强雄激素分泌、兴奋性腺轴、减慢皮脂腺萎缩、缓解皮肤干燥等作用。患者可服用六味地黄丸，每次服8g，每日服2次，5日为一个疗程。

（2）系统性红斑狼疮：本病是一种自身免疫性疾病，"浆膜炎"是本病的主要症状和表现。在病变的稳定期和应用皮质激素的减量阶段，患者口服六味地黄丸，可通过其扶正培本、滋补肾阴的作用，调整机体免疫功能，缓解皮质激素"反跳"及其他一些不良反应，协助撤减激素用量，并可减轻皮质激素对肾上腺皮质内分泌功能的反馈性抑制作用。

（3）缓解迪银片的不良反应：迪银片是目前治疗银屑病的常用药物，其主要成分为氨肽素、氯苯那敏（扑尔敏）、氨茶碱及活性多肽等。患者服用后常出现口唇开裂、皮肤干燥瘙痒等症状，严重者还可出现全身皮肤发红、脱屑。患者服用六味地黄丸，每次服8g，每日2次，可明显减轻这些症状，还可增强机体免疫力，有助于银屑病皮疹的消退及全身抵抗力的恢复。

生地黄止血传说

　　宋代方书《信效方》中，记载有一则关于生地黄的生动故事。该书作者在汝州（今河南临汝县）时，一次外出验尸，当地保正赵温却没到验尸现场。他就问当地人："为何赵保正不来？"回答说："赵保正衄血数斗，昏沉沉的，眼看有生命危险了。"后来他见到赵保正，只见赵的鼻血就像屋檐水似的不断滴着。他马上按平日所记的几个止衄血的方子，配药给赵治疗，但血势很猛，吹入鼻中的药末都被血冲出来了。他想治血病没有哪味药能超过生地黄的了，于是当机立断，即刻派人四处去寻找生地黄，得到十余斤。来不及取汁，就让赵生吃，渐渐吃到三四斤，又用生地黄渣塞鼻，过了一会儿，血便止住了。也有生地黄止血的记载：癸未年（公元1163年），该书作者的姐姐吐血，有医生教她姐姐取生地黄捣烂绞取汁煎服，每天服用数升，3天就痊愈了。

　　◎郎中秘藏经验方：生地黄应用

　　生地黄性凉，味甘，入心、肝、肾经，既能凉血，又能滋阴，具清热滋阴、凉血止血、生津止渴的功效。临床应用有效单方如下：

　　1. 治高血压病　生地黄30g，水煎服，1日1剂，连用1个月有显效。

　　2. 治消渴　生地黄1000g（细切），生姜60g（细切），麦冬600g（去心）。上三味一起于石臼内捣烂，生布绞取自然汁，慢火熬，稀稠得所，放瓷罐内冷藏，每服一匙，每天1~2次，一月为一个疗程。

　　3. 病毒性心肌炎　生地黄30g，麦冬15g，莲子心10g，蒲公英30g，黄精

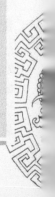

10g，白芍 10g，水煎服，可起辅助治疗作用。

4．风湿性关节炎和类风湿关节炎　用生地黄 90g，加水 600～800ml，煮沸约 1 小时，滤出 300ml 药液为 1 日量，1 次或分 2 次服完；儿童酌情减量。一般疗程 15～45 天，效果良好。

5．湿疹、荨麻疹、神经性皮炎　鲜地黄 100g，加水 1000ml 煎煮 1 小时，过滤得 300ml 药液为 1 日量，1～2 次服完。一般 10 天为 1 个疗程。

6．上消化道出血　生地黄 60g，大黄 30g，黄连 20g，黄芪 30g，生甘草 12g，研为粗末，混合备用。用时取药粉 30g，加水 200ml，煮沸 2 分钟过滤，去渣凉服，每天 2 次，重症每日 4 次。5 天为 1 个疗程，一般 1 个疗程便能止血。

7．遗精、滑精　生地黄 250g，饴糖 150g，乌鸡 1 只。将生地黄、饴糖混合，放入乌鸡腹内，用线缝好，放入碗内置于蒸笼中，蒸 2 小时至鸡熟透，吃鸡肉及生地黄，3 天吃完，可 10 天吃一次，1～3 次有效。

8．腮腺炎　用生地黄 15～30g，蚕豆 7～14 个（去皮，鲜、干均可使用），食盐 1～2g，共入白内捣烂后，摊散在塑料膜或树叶上，贴于患处，外用纱布绷带包扎，6～12 小时换药 1 次。重症可配合服仙方活命饮，一般 2～3 天即可痊愈。

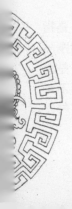

笔记十六 少火生气壮食气
益火之源消阴翳

今天是 3 月 25 日，星期六。吃过晚饭贾老师接着给我们讲"补法"中的"补阳法的临床应用"。他说："关于'补阳法的临床应用'，这个问题也比较大，我只能简单地说一下，从哪里说起呢？这几天我和实习生在门诊上班，曾提到补阳法的话题，有些实习医生问到'少火生气，壮火食气'和'益火之源，以消阴翳'如何理解？临床上有什么意义呢？那我就从这里开始说吧！"

从"少火生气，壮火食气"说起

"少火生气，壮火食气"，语出《素问·阴阳应象大论》。原文说："壮火之气衰，少火之气壮，壮火食气，气食少火，壮火散气，少火生气。"这里的火与气，是中医理论中两个既有区别又有联系的概念。"少火生气"主要是讲二者在生理上的关系。"少火"指正常且具有生气之火，是维持生命活动的阳气。阳气过亢便是邪火，即"壮火"，阳气的根本在肾，即肾阳，亦称命门之火，故"少火"即指命门之火。"气"指体内流动着的富有营养的精微物质（如水谷之气、呼吸之气）和脏器组织的功能（如五脏之气、六腑之气）。朱丹溪《格致余论》说"人非此火不能有生。"张介宾《景岳全书》更具体地阐述："命门为亢气之根，为水火之宅，五脏之阴气非此不能滋，五脏之阳气非此不能发。"认为命门之火是温暖机体，充实纹理肌肤，推动脏腑功能活动，保持生命活动的原动力。故《景岳全书》又说："气自得命门而神明有主，始可以应物""小肠得命门而布化""肝得命门而谋虑，胆得命门而决断""脾胃之气非火不能生""胃得命门而受纳""肺得命门而治节""大肠得命门而传导""肾得命门而作强""膀胱得命门而收藏""三焦得命门而决渎"。由此可见，"少火生气"是指命门之火。

但是这种"火"的具体来源历代医者解释有二：一种意见认为"少火"是指气味温和、能养人身正气的药物，如人参、黄芪之属；"壮火"则是气味纯阳刚烈之品，久服能消蚀人之正气，如乌头、硫黄之类。另一种意见认为"少火"是温和的阳气，属生理之火；"壮火"是亢烈之阳，属病理之火。生理之火，人身不可须臾失之，是生命原动力和活力的象征；病理之火则必然戕害人体，消耗正气是疾病活动的体现，即病理之火不能有，生理之火不可无。

　　《内经》中的"少火生气，壮火食气"的观点在临床上有很重要的指导意义，它不仅为后世"气火失调"的病机理论奠定了基石，在养生学及临床治疗上也为正确应用温补、温热药提供了理论依据。从发病学观点看，情志失调、烦劳过度、外感六淫之邪均可诱发少火转化为壮火。导致阳气亢盛，耗损阴精。在我国古代，自秦皇嬴政始求不老方药起，许多帝王贵族为了长命成仙，皆力寻求，所谓"仙丹妙药"，其中金石纯阳刚燥之品且耗人阴津，久服之后不仅无所补益，反致夭折。这些纯阳之药，不也是"壮火食气"的例证之一吗？

　　后世许多医学家根据《内经》"气火"理论，结合其临床经验，发展成许多独特的医学流派。金元医家李杲在这一理论的启迪下创立了脾胃内伤学说。他提出百病皆由脾胃内伤引起，而其病机的关键是"阴火"。凡饮食、劳倦、情志所伤，都可使"阴火"内盛，而"阴火"又有虚实之分，其中因脾胃气虚，阴血津液匮乏而致者属虚火；谷气下流，酿为湿热者则属虚中挟实；七情引起心火亢盛则多属实证。总之，内伤热中证的病机是气火失调，人体元气不足时，"阴火"亢盛；人体元气充足则"阴火"自敛。所以，他说："火 与元气不两立，一胜则一负"（《脾胃论·饮食劳倦所伤始为热中论》）。在治疗上，他主要运用补中气的方法来平"阴火"，创制了如补中益气汤、调中益气汤等著名的方剂，形成了中医学术史上的"脾胃学派"。朱震亨提出"相火论"。他认为世间万物内部都存在动与静两种状态，而"动"是主要的，是万物生存、发展的根源，人体内部生化的动力就是"相火"，"天非此火不能生物，人非此火不能有生"（《格致余论·相火论》）。同时，朱震亨又强调不能忽视"静"的作用，如果动而无静，是为妄动，妄动则反而导致病变。他认为引起相火妄动的原因可以多种多样，如情志过极、劳倦过度、饮食厚味等。他的相火理论对养生防病有很大的指导意义。如他积极提倡晚婚，婚后性生活要有节制，"动而中节"以养阴抑阳，防止"相火"亢盛；对于老年摄生，他不但反对服用乌头、附子、金石仙丹等纯阳之品，还反对饮食过于肥美，主张饮食清淡。

　　还有一句我也简单说一下，即"益火之源，以消阴翳"，此言出自《素问·至真要大论》王冰注语，是中医治则之一。后人简称为"益火消阴"或"扶阳追阴"。即用扶阳益火之法，以消退阴盛。常用于肾阳不足、命门火衰而出现阴盛寒证者。症见腰脊酸痛、脚软身冷、阳痿滑泄、少腹拘急、小便不利或清长、舌淡体胖、脉沉细数等。法当温补肾阳，消除阴寒。常用肾气丸等予以治疗。古人又云："益火之源，以消阴翳，阳八味是也。"此方此语，相传已久。市医莫不奉为准绳。余能有何疑也？

　　由此可见，《内经》关于"少火生气，壮火食气"和"益火之源，以消阴翳"的观点，对中医学术的发展产生了很大的影响。其医理中含有的哲理为临床和理论研究提供了思路和方法。我们也应当深入学习和研究！

肾阳不足阴亦虚　温阳益阴两相医

下面我就"肾气丸"为例，谈一谈"补阳法的具体运用"。

说到补阳，这里说的是补肾阳。补阳的药首先考虑到的附子和肉桂，就是用热药来补阳。但是补肾阳的时候，要考虑只靠桂、附是不是能够补肾阳。从肾阳的特点来说，单用桂、附是不行的，必须配补阴药。归纳起来有两方面因素，一是肾阳还需肾阴来制约，如果没有阴的制约，阳就不能安然居于下焦起到温驯作用，而要向上浮越；二是肾阳虚时，阴水得不到肾阳的温化，阴也起不到正常的作用，所以这时真阴少而邪水多。因此，在配伍时应当注意这个问题。另外一方面，在配伍时往往配一些利小便药作为佐使药，是给予代谢的水邪，通过利小便的方法得以祛除。这样温化的功能就容易恢复，真阴才能发挥一定的作用。

"肾气丸"出自《金匮要略》，所以有些人也叫"金匮肾气丸"，简称"肾气丸"。原方组成：干地黄240g，山药120g，山茱萸120g，泽泻90g，茯苓90g，牡丹皮90g，桂枝30g，附子30g（炮）。

用法：上八味末之，炼蜜和丸梧子大，酒下十五丸，加至二十丸，日再服（现代用法：混合研细末，炼蜜为丸，每丸9g，早、晚各一丸，开水送下或根据原方比例酌情加减，水煎服）。

肾气丸的组成是在六味地黄丸的基础上增加了两味温阳药，即附子和肉桂。功效却有了很大的变化。药物的功效，前面已谈过六味，不再赘述。就增加的做一简单说明，方中附子辛热，有毒，入心、脾、肾经，具有回阳救逆，补火助阳，散寒止痛的功效。可用于亡阳证，四肢厥逆，脉微欲绝等病症。还可用于阳虚证、寒湿痹痛等证。方中肉桂辛、甘、热，归于心、肝、脾、肾经，具有补火助阳，散寒止痛，温通经脉的作用，适用于肾阳不足，命门火衰的症候。也适用于脘腹冷痛、寒湿痹痛等症，还适用于阴疽痛肿诸证。在本方中，桂、附成为主药，即为君药；在前面提到的三补是臣药；三泻还是佐药。总之，八味相合，共治肾阳不足之证，也是治肾阳虚的基础方。

肾阳虚证有几个特征：一是肾居下焦（三焦之一），所以腰膝酸软，少腹拘急，形寒肢冷，下肢为甚，都与肾有关。如从腰部以下总觉得比平常人怕冷，少腹拘急不仁。自觉少腹两侧或中间，不是痛而是不好受，很拘急，还连带着腰酸很厉害，感觉腰无力。这些症状都是肾阳不足，下焦欠温煦的缘故。二是肾主二阴，司开阖，主二便。开阖失常，大小便就会有问题。例如可有小便余沥，或者是夜尿次数多。临床上叫尿频、残余尿、夜尿多，尿色是清的。这些症状老年人比较多见。三是肾主气化，肾阳不足则气化不升，故出现头晕耳鸣，面色苍白，也表现舌淡脉弱等情况，这些都是肾阳虚的表现。

在讨论时有学员问，肾气丸证有没有辨证要点，我告诉他们："大原则是肾阳虚，把握五大主证，用 14 字概括：'**腰痛腿冷小便多，舌淡而胖脉沉弱**'，可供参考"。

还有些学员问到现在市场上有"金匮肾气丸"和"桂附地黄丸"两种成药，是一药两名还是两种不同的药？有什么区别？

提到这个问题时，贾老说："关于这个问题目前众说纷纭。我觉得金匮肾气丸和桂附地黄丸是有区别的。"

金匮肾气丸最早出自《金匮要略》，且与六味地黄丸相比，多了肉桂、制附子两味药，所以后世又称：金匮肾气丸、桂附地黄丸、八味地黄丸。当代处方变化经过如下。

今方桂附地黄丸质量标准收载于《中国药典》2005 年版一部，处方组成与宋代金匮肾气丸方基本相同，由熟地黄、山茱萸（制）、牡丹皮、山药、茯苓、泽泻、肉桂、制附子八味药组成，唯肉桂、制附子用量减半，与仲景肾气丸方相近。功能温补肾阳。桂、附两味药在方中用量较小，意在温补命门之火，以滋生肾气。

今方金匮肾气丸质量标准收载于《中华人民共和国卫生部药品标准·中药成方制剂》第二十册，主要由地黄、山药、山茱萸（酒炙）、茯苓、牡丹皮、泽泻、桂枝、制附子、牛膝（去头）、车前子（盐炙）十味药组成。功用：温补肾阳，化气行水，用于肾虚水肿，腰膝酸软，小便不利等。药味组成与古方"金匮肾气丸"处方组成已大不相同，与古方"济生肾气丸"比较接近。

而今方济生肾气丸质量标准收载于《中国药典》2005 年版一部，处方主要是在桂附地黄丸的基础上倍用茯苓，同时加入牛膝、车前子两味药组成。与今方金匮肾气丸相比较，今方济生肾气丸用熟地黄而不用生地黄，用肉桂而不用桂枝，车前子不经过盐炙，而且各味药的剂量组成有显著不同，而与古方济生肾气丸比较，在药味炮制及剂量上差异更大。虽然济生肾气丸亦具有温肾化气、利水消肿之功，用于肾阳不足，水湿内停所致的肾虚水肿，但应注意根据病人的临床表现，辨证用药。两药功能相似，但毕竟处方组成有显著不同，适应证的侧重点亦有所不同。金匮肾气丸在补肾的同时增强了利水作用，同时用牛膝引药下行，直趋下焦，强壮腰膝，应当加以区别使用。

肾气丸临床功效三特点

阴阳互根：肾为先天之本，是水火同居之脏，肾中阴阳互相制约，互为依附，互相转化。阴没有阳不能化，同样，阳没有阴不能长，即所谓：孤阴不生，独阳不长。由于肾中阴阳相互维系，因此在补阳的时候，必须考虑到在补阴的基础上补阳，从而使阳气温而能生，如此阴阳相合，少火则能生气，阳也不会生成壮火，造成食气之后患。

五脏同调：肾藏精气，它所藏的精气，不断依靠后天脾胃来补养，五脏之精有余则下藏于肾，从而使肾中精气保持旺盛。肾精充足，又促进其他脏器的功能亦旺盛。反之，五脏精气不足，则必然消耗肾精，造成肾精亏损。因此，肾既有储藏精气，还兼有调节精气的作用。金匮肾气丸用药除了补肾之外，同时补充了脾、肺、肝、心之精气，有五脏同调之意。

补泻结合：在金匮肾气丸中有四组药对，在体内既创造了温热的环境，又产生了三补三泻的作用。即熟地黄与泽泻、山茱萸与牡丹皮、山药与茯苓、肉桂与附子。前三组是有补有泻，其中补了足三阴，泻了足三阳；最后一组全属温补的药对，给补泻作用造成了有利的条件。

由此可见，肾气丸是一首阴阳同治，五脏同调，补泻结合，有凉有温，有涩有清的平补安全之方，既符合肾的生理、病理特点，可使阴阳协调，又达到疾病康复邪去正安的效果。

🐖 肾气汤，温肾阳　临证安全效果强

下面介绍两则贾老如何应用肾气丸加减的案例。

1978 年 10 月 28 日。诊治李某，男，62 岁，教师。体形肥胖，素有高血压，病史已 20 年。今年入冬来，尿次增多，日夜多达 20 余次。形寒肢冷，面色黧黑，头晕乏力，思睡。伴阳痿不举。舌淡苔白，脉沉细无力。血压 160/96mmHg，尿检正常，空腹血糖 6.10mmol/L。辨证为多尿证。乃肾阳不足，下元虚惫，约束无权所致。予以肾气汤加减。处方：**干地黄 24g，山茱萸 12g，淮山药 12g，牡丹皮 9g，云茯苓 9g，泽泻 9g，炮附子 5g，肉桂 5g，石决明 20g，肉苁蓉 9g，桑螵蛸 15g，益智仁 12g，乌药 9g，菟丝子 12g。** 6 剂，水煎服，每日服一剂。服后尿次渐减，续服 10 天后尿次已如常人，改用肾气丸服 20 天。后又改服六味地黄丸服月余。一年后随访，体重减轻，血压不高，一切正常。

1978 年 11 月 23 日，曾治患者王某，男，53 岁，干部。近两个月来小便频数，口渴多饮，形寒畏冷，腰酸膝软，面色青黑，阳痿不举。舌淡胖、苔白，脉沉细无力。化验：尿糖（+），空腹血糖 7.34mmol/L。辨证为下消。乃肾阳亏虚，肾气固摄无权。予肾气汤加减治疗，处方：**熟地黄 24g，山茱萸 12g，淮山药 12g，牡丹皮 9g，云茯苓 9g，泽泻 9g，炮附子 5g，肉桂 5g，芡实 15g，沙苑子 12g，葛根 18g。** 6 剂，水煎服，每日服一剂。服月余，诸证皆除。化验血糖正常，续予六味地黄丸服 3 个月，巩固疗效。

贾老按： 肾气汤（丸）的临床应用，现代已发展为肾阳亏虚证的基础方。以上病例：一是多尿证，二是消渴病。均是肾阳不足。凡肾阳不足，虚寒内生，气化失司的诸多病症均可加减使用。若是用原方治病，一般用于无明显寒象的肾虚之水肿、夜尿多、下消、痰饮之哮喘等证。若用于有虚寒的肾阳亏虚证，如眩晕、耳鸣失聪、齿松发落、骨软不坚、腰膝酸冷、畏寒神疲、嗜睡肢冷、阳痿早泄、滑精、性功能低下等证，均宜去掉方中的泽泻、牡丹皮，把桂枝改为肉桂，并加大附桂用量，相应加上巴戟天、补骨脂、菟丝子、淫羊藿，甚或鹿茸、鹿角胶、腽肭脐（海狗肾）、冬虫夏草等温补药品，效果会更好。

临床使用肾气丸　随证加减要变迁

根据学员要求，下面简单介绍余在临床运用肾气丸的随证加减方案，可供参考。

1. 腰酸冷痛，遇劳加剧，卧则减轻，或脚底痛　方加补骨脂、杜仲、牛膝、枸杞子、巴戟天、菟丝子、淫羊藿。甚或鹿茸、鹿角胶、腽肭脐、冬虫夏草等。

2. 遗尿、尿频　方加桑螵蛸、益智仁、乌药、菟丝子。

3. 遗精、滑精　方加芡实、金樱子、沙苑子。

4. 小便不利　方加怀牛膝、车前子（亦谓济生肾气丸）。

5. 面色黧黑　若临床见到阳虚水湿、水气上泛证，常用本方加五味子、鹿茸。再加调肝药柴胡、白芍，效果非常好。

肾气丸，壮肾阳　对证施治是妙方

肾气丸虽然是补肾气的妙方，也是补肾阳的基础方，临床应用比较广泛，临证时也得审证求因，对症施之方效。今示注意事项，供学员临证参考。

1. 孕妇不宜服用。

2. 有外感时不宜服用。

3. 服本药时不宜同时服用赤石脂类制剂。

4. 本品中有肉桂属温热药，不适用于具有口干舌燥，烦躁气急，便干尿黄症状的糖尿病，慢性肾炎，高血压，心脏病患者。

5. 成人按照常规用法用量服用。小儿及年老体虚者，应该用量酌减。

6. 本品宜饭前服或进食同时服。

7. 阴虚内热者忌服。

8. 服药期间，忌房欲、气恼。忌食生冷食物。

由于时间关系，关于"补阳法的临床应用"，我就暂时说到这里，还有许多相关的问题，以后有时间咱们再共同探讨！

山茱萸的故事

早在春秋战国时期，诸侯纷争，战乱频繁。当时太行山一带地区属赵国，山上村民大都靠采药为生，但必须把采来的名贵中药向赵王进贡。有一天，一位村民来给赵王进贡药品"山茱萸"，在当时叫"山萸"，谁知赵王见了大怒说："小小山民敢将此俗物当贡品，岂小看了本王，退回！"这时，一位姓朱的御医急忙走了过去对赵王说："山萸是一种良药，这位村民听说大王有腰痛痼疾，才特意送来。"赵王却说："寡人用不着什么山萸。"进贡的村民听后只好退出。朱御医见状忙追赶出来说："请把山萸交给我吧！赵王也许终会用上它的。"村民将山萸送给了朱御医。三年后，山萸在朱御医家中长得十分茂盛。他采收、晾干，并保存起来，以备使用。有一天，赵王旧病复发，腰痛难忍，坐卧不起。朱御医见状，忙用山萸煎汤给赵王治疗。赵王服后，症状大减，三日后逐渐痊愈。赵王问朱御医："你给我服的是什么药？"朱御医回答："此药就是当年村民进贡的山萸。"赵王听后大喜，下令大种山萸。有一年，赵王的王妃得了崩漏症，赵王传旨，命朱御医配药救治。朱御医当即以山萸为主配制方药，治愈了王妃的病。赵王为表彰朱御医的功绩，就将山萸更名"山朱萸"。后来人们为了表明这是一种草，又将"山朱萸"写成现在的"山茱萸"。

◎郎中秘藏单验方

1．肾虚腰痛

（1）补骨脂粉：补骨脂10g，炒后研为末黄酒冲服，1日1次，1周可见效，2周1个疗程。

（2）土鳖虫粉：土鳖虫7只，焙干研成粗末，用白酒30ml浸泡1昼夜，去渣，分2～3次服用，1日1剂，连用5～7天即可。

（3）肾虚腰痛方：补骨脂、杜仲各等份，焙干为末，每次6g，黄酒10ml冲服，或同吃胡桃仁1粒更好。每天2次。

（4）干姜苍术散：干姜50g，苍术10g，当归15g。将上药粉成细末，过筛，加95%乙醇适量。调成糊状，患者取俯卧位，外敷于腰（眼）部，或疼痛部位，1日1次，每次20分钟。局部有发热，疼痛过敏者停用，可涂氟轻松膏即愈。一般这种情况极少。

2．肾虚尿频

（1）组成：韭菜籽6g。用法：韭菜籽研末，水酒各半调服，1日1次，小儿酌减。

（2）把茴香（不定量）掏净，加少量盐，炒研分次食用，或佐餐同用。

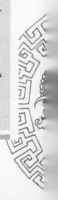

笔记十七 脾乃为后天之本
食若倍百病由生

这几天我跟贾老在门诊上班,每天都遇到几例肠胃病病人,大多数是年轻人,还有些中老年患者,虽然不是肠胃病但也和肠胃有关。我们要求贾老师讲讲肠胃病,他同意。安排在周六讲座时间进行。1978年2月11日,星期六,晚上7:30的讲座开始了。贾老,"我将从三个方面重点复习一下。大家知道,'治病必求于本'嘛!脾胃病的生成,不是先天带来的而是后天所致,那就从这里开始讨论。"

重温"脾为后天之本,气血生化之源"

《素问·灵兰秘典论》说:"脾胃者,仓廪之官,五味出焉",体现其生理功能运化水谷精微和运化水液通达四肢,也就是说脾通过把饮食转化为精微物质,从而输于四肢五脏六腑,使身体的各项功能正常运作,故为后天之本。

《内经》里关于脾的生理还作了详细的描述:"饮入于胃,游溢精气,上输于脾,脾气散精,上归于肺,通调水道,下输膀胱,水精四布,五经并行,合于四时五脏,阴阳揆度以为常也。"又指出:"中焦受气取汁,变化而赤,是为血","五谷入于胃也,其糟粕津液宗气分为三隧" 说明脾胃为气血生化之源。

《内经》又云:"岐伯曰:足太阴者三阴也。其脉贯胃属脾络嗌,故太阴为之行气于三阴。阳明者,表也,五脏六腑之海也,亦为之行气于三阳。脏腑各因其经而受气于阳明,故为胃行其津液。"说明脾气散津的功能是通过经脉实现的。足太阴脾经能吸收胃中水谷的津液,经脾化为精微后,输送至三阴经,阳明胃经是太阴脾经之表,所以津液由脾经吸收之后,也通过阳明经而输于三阳经。 由此可见,人体之五脏六腑,四肢百骸,以及皮毛筋肉等各部分,都必须通过脾胃及其经脉的作用而后获得气血和营养的补给。 明代李中梓在《医宗必读》一书中,也有脾胃为后天之本的论述:"善为医者必责根本,而本有先天后天之辨""后天之本在脾,脾应中宫之土,土为万物之母""犹兵家,之饷道也,饷道一绝,万众立散,胃气一败,百药难施。一有此身,必资谷气,谷入于胃,洒陈于六腑而气至,和调至五脏而血生,而人资之以为生者也,故曰后天之本在脾"。 总之,由于脾胃有消化饮食、摄取水谷精微以营养全身的重要作用,是一个很重要的脏器,是营养的源泉。因此,人体后天的营养充足与否,主要取决于脾胃的共同作用。所以，称脾胃为"后天之本"。

总之，脾的运化水谷精微功能旺盛，则机体的消化吸收功能才能健全，才能为化生精、气、血、津液提供足够原料，才能使脏腑、经络、四肢百骸，以及筋肉、皮、毛等组织得到充分的营养。反之，若脾的运化水谷精微功能减退，则机体的消化吸收功能亦因此而失常，故说脾为后天之本，气血生化之源。

有关"饮食自倍，肠胃乃伤"

关于"饮食自倍，肠胃乃伤"出自《素问·痹论》篇，意思是饮食过量而导致肠胃损伤。饮食是健康的基本条件。饮食所化生的水谷精微是化生气血，维持人体生长、发育，完成各种生理功能，保证生命生存和健康的基本条件。

正常饮食，是人体维持生命活动之气血阴阳的主要来源之一，但饮食失宜，常是导致许多疾病的原因。饮食物主要依靠脾胃消化吸收，如饮食失宜，首先可以损伤脾胃，导致脾胃的腐熟、运化功能失常，引起消化功能障碍；其次，还能生热、生痰、生湿，产生种种病变，成为疾病发生的一个重要原因。

李东垣《脾胃论》中提到："至于五味，口嗜而欲食之，必自裁制，勿使过焉，过则伤其正也。"在《素问》中有很多这方面的论述。"膏粱之变，足生大疔"是说过食高脂食物，易生疾病。

隋唐名医，一代药王孙思邈活了至少120岁，他在《千金要方》中说："不知食宜者，不足以存生也。"《素问·上古天真论》中也说"上古之人，其知道者……食饮有节，起居有常。"这些都是告诫人们饮食要有规律、有节制。

在实际生活中经常遇到饮食失宜的人，其包括饥饱失度、饮食不洁、饮食偏嗜等。这不单是指饮食过饱而损伤肠胃而已。饮食失宜能导致许多疾病的发生，也是内伤病的主要致病因素之一。主要表现有以下几方面：

"饱食文化享口福" 饥饱失度有后顾

1. 暴饮暴食　现在食物空前丰富起来，但是人们仍然被"饱食文化"所影响，误以为吃得多就好，能吃就能干。甚至有不少人追求"享口福"，喜欢吃大餐，喜欢食山珍海味、生猛海鲜，且"食不厌精"，酒肉叠进，日甚一日。过饱，或吃大量难以消化的食物，甚至三天一小宴，五天一大宴，过多摄入肥甘厚味，使我们的胃喘不过气来，超过脾胃的消化、吸收功能，可导致饮食阻滞，出现脘腹胀满、嗳腐泛酸、厌食、吐泻等食伤脾胃之病症。长此以往，不仅功能丧失，不能运化水谷精微，而且会生痰、生湿、生水，将营养物质变成有害废物，伤及人体，发生肥胖、水肿、痰饮、泄泻、心悸、出血等种种病证。

2. 饮食不节　随着科学的发展，社会的进步，生活的快节奏，还有一种情况是目前的中年人，特别是工人，夜以继日地工作，吃饭和休息都失去了规律，就容易造成胃病、泄泻、便秘或肝胆疾患，甚至形成癌变。

3. **饥饱失常**　在小儿尤为多见，因其脾胃较成人为弱，食滞日久，可以郁而化热；伤于生冷寒凉，又可以聚湿、生痰。婴幼儿食滞日久还可以出现手足心热、心烦易哭、脘腹胀满、面黄肌瘦等症，称之为"疳积"。成人如果久食过量，还常阻滞肠胃经脉的气血运行，轻则发生下利、便血、痔疮等。久而久之形成现代"文明病""三高症"。过食肥甘厚味，还易于化生内热，引起痈疽疮毒等。

口感善食靠五味　偏嗜结构致体废

如果日常膳食结构合理，五味调和，寒热适中，无所偏嗜，才能使人体获得各种需要的营养。若饮食偏嗜或膳食结构失宜，或饮食过寒过热，或饮食五味有所偏嗜，可导致阴阳失调，或某些营养缺乏而发生疾病。

1. **种类偏嗜**　饮食种类合理搭配，膳食结构合理，才能获得充足的营养，以满足生命活动的需要。人的膳食结构应该谷、肉、果、菜齐全，且以谷类为主，肉类为副，蔬菜为充，水果为助，调配合理，根据需要，兼而取之，才有益于健康。若结构不适，调配不宜，有所偏嗜，则味有所偏，脏有偏胜，从而导致脏腑功能紊乱。如过嗜酵酿之品，则导致水饮积聚；过嗜瓜果乳酥，则水湿内生，发为肿满泻利。

2. **寒热偏嗜**　饮食宜寒温适中，否则多食生冷寒凉，可损伤脾胃阳气，寒湿内生，发生腹痛泄泻等症。偏食辛温燥热，可使胃肠积热，出现口渴、腹满胀痛、便秘，或酿成痔疮。

3. **五味偏嗜**　人的精神气血，都由五味资生。五味与五脏，各有其亲和性，如酸入肝，苦入心，甘入脾，辛入肺，咸入肾。如果长期嗜好某种食物，就会使该脏腑功能偏盛偏衰，久之可以按五脏间相克关系传变，损伤他脏而发生疾病。如多食咸味的东西，会使血脉凝滞，面色失去光泽；多食苦味的东西，会使皮肤干燥而毫毛脱落；多食辛味的东西，会使筋脉拘急而爪甲枯槁；多食酸味的东西，会使皮肉坚厚皱缩，口唇干薄而掀起；多食甘味的东西，则骨骼疼痛而头发脱落。此外，嗜好太过，可致营养不全，缺乏某些必要的营养，而殃及脏腑为病。例如，脚气病、夜盲症、瘿瘤等都是五味偏嗜的结果。所以，饮食五味应当适宜，平时饮食不要偏嗜，病时应注意饮食宜忌，食与病变相宜，能辅助治疗，促进疾病好转，反之，疾病就会加重。只有"谨和五味"才能"长有天命"。

饮食不洁伤肠胃　吐泻腹痛病不退

进食不洁　会引起多种胃肠道疾病，出现腹痛、吐泻、痢疾等；或引起寄生虫病，如蛔虫、蛲虫、寸白虫等，临床表现为腹痛、嗜食异物、面黄肌瘦等症。

若蛔虫窜进胆道，还可出现上腹部剧痛、时发时止、吐蛔、四肢厥冷的蛔厥证。若进食腐败变质有毒食物，可致食物中毒，常出现腹痛、吐泻，重者可出现昏迷或死亡。

　　还有许多疾病与饮食有关，主要表现为一些"小作坊"做的"方便食品"，或马路边的"小摊小吃"，如设备简陋造成食品细菌的污染，或果蔬等原料中有激素、农药、化肥残留、转基因食品、食品添加剂等洗涤不净；再有在加工过程又加着色剂、防腐剂、防潮剂、化学包装等，都会对人体的脾胃和正气造成一定的影响，逐渐会形成一些慢性疾病或造成恶性病变。

　　总之，我们只要做到"饮食有节，起居有常，……故能形与神俱，……度百岁乃去。"既健康又长寿，疾病何能有？这只是理想，但在实际生活中不易做到。相反地近年来肠胃病倒多了起来。

🌀 饮食不节致病案例

　　近日治疗的一例患者，**病历摘要**：王某，男，40岁，自诉因进食辛辣刺激及油腻食物后即感脘腹胀痛，口干口苦，恶心呕吐，吐腐酸臭，泻下急迫，里急后重，痛苦难耐。曾服诺氟沙星（氟哌酸）、健胃消食片等，症状未见明显改善。刻诊：除上症外，伴有泛吐酸水，胃脘灼热。舌红苔黄厚腻，脉弦滑。查体剑突下压痛明显。胃镜检查示：慢性浅表性胃炎合并轻度胃溃疡。

　　案例分析：证属食积化热，郁于胃腑，胃火夹带食积之物上逆，故泛吐酸水，胃脘灼热。食积胃脘，故剑突下压痛；酸腐之食积于胃腑，损脾碍胃，脾胃功能失常，脾不升清，故泻下；胃不降浊，故嗳吐泛酸。舌质红，舌苔黄厚腻，脉弦滑为食积不化之象。证属食滞胃痛，治宜消食和胃。

　　方用保和丸加减。**药用焦山楂、生麦芽、蒲公英、海螵蛸各 20g，茯苓、连翘、瓦楞子各15g，神曲、陈皮、莱菔子、清半夏、制厚朴各10g。**施方3剂，水煎分服，每日一剂。3日后复诊。患者神清气爽，诸症明显缓解，舌淡红，苔薄黄腻，脉滑。治当健脾消食以善其后。药用焦山楂、茯苓各15g，陈皮、莱菔子、神曲、砂仁、清半夏各10g，炙甘草6g。又施方6剂，每日一剂，水煎分服。患者痊愈，一切如常未再复发。

> 　　**按**：食滞胃痛属"胃脘痛"范畴，《症因脉治·内伤胃脘痛》说："内伤胃脘痛之因，饮食不节，伤其胃口，太阴升降之令，凝结壅闭，则食积之病作也。"本例患者是由于食滞中焦，胃失和降，脾不健运，升降失常，气滞中焦，不通则痛。保和丸功能消食导滞，和胃止痛，主治饮食不节、暴饮暴食导致饮食积滞、阻塞胃气的食滞胃脘痛证。施方将保和丸改为汤剂使用，取其"汤者，荡也"之义，使其迅速驱邪安正，达到急症速愈的目的。

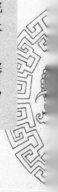

　　保和丸是一个治疗脾胃病消食的基础方，不仅对饮食不节具有一定的疗效，并且对于其他疾病也有一定的疗效。

保和丸是消食方　消痞除满效力彰

　　下面贾老简单谈一下对保和丸的认识。保和丸出自《丹溪心法》，由**山楂180g，神曲60g，半夏、茯苓各90g，陈皮、连翘、莱菔子各30g组成**。用法：上为末，炊饼丸如梧桐子大，每服七八十丸，食远白汤下。现代用法：共为末，水泛为丸，每服6~9g，温开水送下。亦可水煎服，用量按原方的十分之一即可。功效是消食和胃。主治：食滞胃脘证。脘腹痞满胀痛，嗳腐吞酸，恶食呕逆，或大便泄泻，舌苔厚腻，脉滑。

　　原方意义：本方主要是消食化滞，是以消为主。所以，山楂、神曲、莱菔子，这三味药在方中是消导的主药，为君。它们在一起，既分工又合作。山楂擅长于消肉积，此外，生山楂还有一些活血作用。在本方中主要是消肉积，具有较强的消食作用。我在小时候就听说过这样的经验，煮肉的时候，特别牛肉煮不烂，放点山楂进去，就很容易煮烂了。它的消肉积作用很强。山楂也是个药食两用的物品，饮食中也不宜偏嗜，偏嗜太多也会损伤脾胃。神曲擅长于消酒食陈腐之积，山楂擅长消饮食积滞；莱菔子擅长于消面食、谷面之积。三个药连合起来作为君药，可以消一切饮食积滞。所以联合应用，具有较强的消导力。后面三味药，半夏、陈皮、茯苓是二陈汤去掉甘草。在本方中为什么去掉甘草呢？因为甘者缓也，可令人中满。现在饮食积滞在中焦，当然不适合用甘草。用半夏、陈皮、茯苓取二陈汤之意，以燥湿化痰，和胃降逆。燥湿化痰有制于饮食停滞，不会转化为痰湿，它有助于消除这个病理产物，又能恢复胃的和降功能，能解决呕吐吞酸，使胃的和降正常，脾的升清也能恢复。所以，这三味作为臣药使用。还有一味连翘，它能够清热散结，是本方的佐药。

　　下面又要给大家介绍运用保和丸的辨证要点了：**主要是脘腹胀痛，嗳腐厌食，舌苔厚腻，脉滑**，四个主证。再加上有饮食不节，暴饮暴食，伤食的病史。即可应用保和丸治疗。口诀是：**"饮食不节脘满痛，苔腻脉滑保和宁"**。供参考。

　　在应用保和丸的时候还要注意：保和丸（汤）多用于新病而暂服，不宜久服。它毕竟是个祛邪的方剂，攻伐之剂。久服会克伐脾胃之气，这是要注意的。

临床会用保和汤　能保胃肠是经方

　　1. 治疗饮食不节加减方案　食积较重：加枳实、槟榔。枳实可以消积导滞，槟榔也可以降气，也能导滞。枳实、槟榔加起来，这方的消积力量增强。苔黄、脉数者：加黄芩、黄连。如果苔黄、脉数，说明化热严重，这种情况临床较多见，饮食积滞化热以后比较突出，主要反映在舌苔黄，或腻，脉弦数，滑数，可以加黄芩、黄连。大便秘结：加大黄。饮食积滞阻滞肠道，伴随便秘也是常见的。加大黄可以畅通腑气，泻下积滞，增加这个方的消导力量。脾虚加白术，如果这类病人经常有饮食积滞，稍有不慎就积滞，表现有脾虚，兼有一点脾虚的，可以加白术来帮助它健脾，健脾燥湿。

2. **治疗胃石症**　胃石症是由于摄入了某些植物成分或吞入毛发及某些矿物质，如碳酸钙、钡剂、铋剂等在胃内凝结而形成的异物，通称为胃石症。轻度病人可以无症状，时久也可以有上腹不适、食欲不振、口臭、恶心、呕吐或不同程度的腹胀、腹痛等情况。治疗时把本方神曲、山楂改为焦三仙 30～60g，加鸡内金 10～20g，半夏、陈皮、厚朴、枳实各 10～15g，生大黄 6～20g（后入）。水煎服，1日 1 剂。体壮者再加三棱、莪术、槟榔各 10g。治疗胃石症具有一定的疗效。一般 10 天为 1 个疗程。

3. **治疗小儿疳积**　疳积是小儿时期，尤其是 1～5 岁儿童的一种常见病证。它是由于喂养不当，或由多种疾病的影响，使脾胃受损而导致全身虚弱、消瘦面黄、发枯等的慢性病证。用本方加炒白术 6g，鸡内金 6g，生姜 1 片。每天 1 剂，水煎分次服，3 天即有明显好转。

4. **治疗肝胆疾患**　如慢性肝炎、胆囊炎、胆结石等症，见到胁肋胀痛，脘腹胀满，纳差，舌质淡或暗红，舌苔白腻或微黄腻，脉沉滑或沉弦者，可用保和丸加减治疗。把原方陈皮改为青皮，并加柴胡、桔梗、郁金、当归、白芍、枸杞子、炒鸡内金为基础。再加减应用。辨证化裁：热痛者，加金铃子散；瘀痛者，加丹参、五灵脂；气痛者，加香附（醋炒）；痞积者，加甲珠、鳖甲、牡蛎；黄疸者，加茵陈、虎杖、赤小豆；腹水者，加白术、枳壳、猪苓、泽泻、车前子。用量按常规量，1 日 1 剂，水煎服。只要辨证无误，临床都有较好的疗效。

5. **治疗妇科带下**　如带下量多（阴道炎、宫颈炎、子宫内膜炎）等疾病。症见带下量多，或色黄有臭味，纳差，脘腹胀满，或腰腹疼痛，舌体胖，苔白腻或黄，脉沉滑。可用本方加芡实 15g，淮山药 30g，薏苡仁 20g，川黄柏 5～10g，车前子 10g，炒鸡内金 10g 为基础。若苔黄，小便赤者，加半枝莲、焦栀子、蒲公英、紫花地丁、金刚藤；腰痛重者，加桑寄生、川续断。本病多因痰湿壅阻脾胃，运化失常，水湿下注，而成带下。治疗只要本着固本（后天之本）清热利湿之辄，则带下得愈。

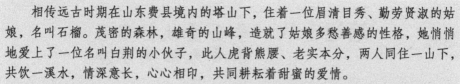

山楂的故事

相传远古时期在山东费县境内的塔山下，住着一位眉清目秀、勤劳贤淑的姑娘，名叫石榴。茂密的森林，雄奇的山峰，造就了姑娘多愁善感的性格，她悄悄地爱上了一位名叫白荆的小伙子，此人虎背熊腰、老实本分，两人同住一山下，共饮一溪水，情深意长，心心相印，共同耕耘着甜蜜的爱情。

天有不测风云，石榴沉鱼落雁的美貌惊动了皇帝，官府派人抢走了她并逼迫其为妃。石榴忠贞不渝，宁死不屈，骗皇帝说要为驾鹤西去的母亲守孝一百天，伺机出逃。皇帝无奈，怜香惜玉，只好安排一处幽静的院落让其独居，将其软禁。

石榴被抢走以后，悲愤的白荆追至葫芦崖，面对拥有生杀予夺大权的官府无可奈何，只能以泪洗面，并且日夜伫立在山巅守望，茶水不思，日久竟化为一棵小树。石榴逃离皇官后寻找到白荆的化身，怀抱着昔日恩爱有加的丈夫，她的心碎了，悲痛欲绝，叫天天不应，喊地地不灵。悲伤的石榴也幻化为一棵小树，并结出鲜艳明亮的小红果，人们为了怀念她便叫它"石榴"。

皇帝得知此事后气急败坏，命人把树砍掉，并下令不准叫"石榴"，叫"山渣"——山中渣滓，但人们敬佩意志刚强、爱情忠贞的石榴，以后便称她为"山楂"。

◎郎中秘藏单验方

山楂，酸甘微温。中医学认为，山楂具有健胃消食、降压降脂之功效，是药食同源保健食疗的佳品。经常服用可防治以下疾病：

1．治消化不良　取山楂200g，加水煎煮取汁当茶饮，可防治因食肉过多引起的消化不良。

2．治一切食积　山楂15g，白术15g，神曲9g。小儿量酌减，水煎服，1日1剂，分服，连服3～5日即可。

3．治疗肠风下血　山楂炭为末，每次6～9g，小米汁送服，每日2次。轻者一次见效，重者三日即愈。

4．治冠心病　因山楂所含黄酮类能扩张冠状动脉、增加冠状动脉的血流量，因此，冠心病患者（包括心绞痛者），宜常饮山楂白糖水。

5．治高血压、高血脂、肥胖症、脂肪肝　这些患者每日食山楂5～10枚，坚持食用一段时间，有降压降脂、调脂之功效。

6．治便秘　取鲜山楂50g，核桃仁150g，白糖25g，加水稍煮，代茶频饮，吃山楂、核桃仁，有滋补、通便之功效。可用于防治因津液亏损引起的口干燥渴及便秘。

7．治妇科病　取山楂30g，加糖适量，煎取汁服食，连服7日，可祛瘀活血。用于防治妇女闭经、下腹坠胀。

应该注意：山楂虽好但也不宜过量；孕妇及消化性溃疡患者不宜多食；空腹时也不宜多吃。

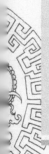

笔记十八　学金匮效仿名医
保后天治病求本

　　这几天门诊的脾胃病人比较多，我们跟贾老师学了不少实际经验，效果都很满意。我们又要求他把治疗脾胃病经验系统地介绍一下。他却很谦虚地说："没有什么独到的地方，只是按照古人说的去做而已。"学员说："那您是怎么做的，可以给我们介绍介绍！"他说："当然可以。"晚上，我们又聚集在医院的会议室里，听贾老师讲他"治疗脾胃病的经验"介绍。

首护后天脾之本　乃调脾本正自安

　　《金匮要略》中有："四季脾旺不受邪"，认为脾气健旺是人体抗病的基础。在疾病的防治过程中要强调脾胃的作用。其一，未病须防损。脾主运化水谷，其损伤多由饮食不当所致，如食之过饱，停于胃肠，导致宿食停滞使脾转输无权；五味应当调和，"服食节其生冷苦酸辛甘"，勿偏食则伐胃；有毒之物则更易操作脾胃，故专设"禽兽鱼虫禁忌""果实菜谷禁忌"等篇以警之。唯食饮调摄，善于养慎，不令形衰，病何干其腠理，反之，食饮不节，疾疾竟起。说明合理饮食是保持脾旺的重要因素。其二，既病宜防变。"见肝之病，知肝传脾，当先实脾"就是已病防变的预防措施，强调在疾病可能传变的途径中调补脾胃的重要性，指出肝虚在"补用酸，助用焦苦"之时，须"益以甘味之药以调之"。甘味益脾，土旺能御木侮，肝病便不能传之于脾。反过来说脾旺则气血充，正气亦充实，一旦肝病也有利于向愈，一举而兼收两得之功。其三，张仲景创造性提出"实脾"法则的防治作用，其实质是在"脾胃为后天之本"的理论下"保本（实脾）"创造性的具体论述，开脾胃学说中脏腑相关疾病之先河，可以说《金匮要略》奠定了脾胃学说的临床证治理论基础，为重视和开展"实脾"跨出第一步。

　　1. 健脾法　体现在虚证中强调补脾胃的观点。无论因脾胃虚弱而致他病，或病后脾胃功能不复乃使病程缠绵，总以脾胃功能不足为主。当补益脾胃，因证型有别，故用建中、温脾及脾与他脏并调等法治之。

　　（1）补中：脾为中焦。若脾气虚弱，气血化源则不足，便会变生各种证候，如虚劳、虚黄等，即以建中之法治之。如虚劳，因阴阳不相维系，或见"里急腹中痛、四肢酸痛"之阳虚阴寒独盛证，或见"悸衄、手足烦热、咽干口燥、梦失精"之阴虚虚阳上亢证，系阴阳俱不足之候。但非阴阳自虚，是由于气血不足，而致阴阳乘戾，非直补阴阳所能奏效，故以甘温建中、补益脾气法以调和营卫，复建中阳，使中气复立，脾胃传输有权，气血能渐生，则阴阳可期平复，方以小建中汤或黄芪建中汤类治之。

（2）温脾：水谷的转输，气血的化生，全赖脾阳气主之。脾阳虚中不温则水谷消化，气血化生亦可发生障碍，呈现中寒之象，见症多有脘腹胀满、腹痛喜按、肢冷便溏，纳谷不佳等，常以温中之法治之。如温中止痛、温中除满、温中消痞、温脾生血、温脾摄血、温胃止呕等，见于寒疝、腹满、胸痹、下血、呕血及产后诸疾当中。常用附子汤、附子粳米汤、大建中汤等温中散寒止痛等。如产后血虚，或见虚赢少气，腹中痛，为血虚有寒，经脉不荣，可用当归生姜羊肉汤或当归建中汤以温脾生血等治法施治。

（3）脾与他脏并调：五脏之间，相互资生，互为因果。他脏有病无不累及脾脏者，而脾胃有病更常患及他脏。故《金匮要略》强调补益脾胃常与他脏协调并治。如"妊娠，腹中痛"，可用当归芍药散，予以肝脾并调，使木达土疏。"干呕，吐涎沫，头痛者"，以吴茱萸汤温散肝经寒邪，降逆止呕，则能健脾益气相互兼顾。

2. **理脾法**　当脾胃被病邪阻滞之际，若徒以健脾，则不但脾运不复，反有助邪之虑，当以祛邪为主，使邪去正自安。在《金匮要略》中祛邪理脾法有祛湿、化饮、清热、攻下诸法施之。

（1）祛湿：脾喜燥而恶湿，又主运化水湿，水湿过则脾失运化，故水湿停聚极易影响脾的运化功能。脾虚因于湿阻者，《金匮要略》以祛湿为主，少佐健脾，可收到攻邪安脾之功。如"小便不利，大便反快"，治疗"但当利其小便"以祛湿，用防己黄芪汤以利湿健脾。湿为阴邪，非温则不化，故常以温化水湿而健脾，如白术附子汤、甘草附子汤、桂枝芍药知母汤等，皆可施之。

（2）化饮：饮为阴邪，易遏阳气，非温不化。《金匮要略》以"温药和之"为大法。常用苓桂术甘汤为温脾化饮之方。

（3）清热：邪热内干，或消灼津液，或影响升降，或与湿相合，或与寒错杂，致使胃肠功能紊乱。《金匮要略》常用清热法为主以恢复脾胃功能。如胃热消渴见到"渴欲饮水，口干舌燥"，以白虎加人参汤清热生津。如胃热呕吐见"食已即吐"，用大黄甘草汤清泄胃热等治之。

（4）攻下：里有实结，阻滞肠道，势必影响脾胃气机，或热实内结、或宿食停滞、或寒实结聚，非攻逐不去者。《金匮要略》用攻下逐邪法以安脾。如腑有热结，见"腹满不减，减不足言"，用大承气汤攻下通便。饮食不化，宿食滞积于胃肠，见"下利不欲食"，亦宜大承气汤涤腑导滞。无不是导滞以恢复升降，以攻下通腑来恢复脾胃功能。

3. **护胃法**　脾胃乃为后天之本，脾胃正气的盛衰存亡，对于疾病的预后转归有着极其重要的意义。古云"有胃气则生，无胃气则死"。故仲景在《金匮要略》

各种不同的治法中，都极注意保存胃气。或饮糜粥以留胃气，或于祛邪剂中参以和胃之品，或于峻烈剂或有毒方中伍以护胃之药，虽证各异，每刻都注意顾护脾胃之气，使病退而脾胃之正气勿伤。

（1）驱邪须护胃气：脾胃为气血之源，后天之本，在疾病过程中，若正气不足以驱邪，则需以助之，仲景常施以饮糜粥之法。如桂枝汤本为辛温解表，其以和营解肌见长，发汗之力较逊，故于服药后须"啜热稀粥一升"，以护胃气，宣行药力，开发腠理，方能微微汗出，而驱邪外达。枳实芍药散主产后气滞血瘀腹痛证，因产妇胃气多虚，故以"麦粥以下"，既可防行气之品耗伤胃气，又可护胃气以行药力。

（2）施烈剂护胃气：施药性峻烈之剂，或具有一定毒性之剂，逐邪之力虽峻，而有易伤胃气之虑，故仲景常以和以缓毒之品监制毒性，以固胃气。如大乌头煎、乌头汤、乌头桂枝汤、赤丸等辛温有毒，常以白蜜煎服，则可以制其毒性，以防其伤胃等。

总之，《金匮要略》的治法中，处处顾护后天之本。足见于逐邪之中步步注意护胃，以固后天之正气，使脾胃调和，邪去正自安。可以说仲景指出了治疗疾病先以"实脾保本"为要，也是"治病必求于本"的具体体现，更是"治病救人"思想形成的渊源。《金匮要略》也为脾胃学说奠定了临床证治的理论基础。

 ## 历代脾胃病名医谈

1. 李东垣　李东垣在其代表性著作《脾胃论》中创立并反复强调"内伤脾胃、百病由生""百病皆由脾胃衰而生也"的论点，他认为元气的充足是由脾胃之气正常发挥滋养作用所致，胃气虚弱、饮食不节是导致脾胃损伤的原因，也可直接影响到元气的生成，这就是脏腑相关疾病产生的根源。李东垣在《脾胃论·脾胃虚实传变论》"脾胃之气既伤，而元气亦不能充，而诸病之由生也"，阐释脾胃为后天之本和元气之源，元气为人身之本，脾胃伤则元气衰，元气衰则疾病产生。尤其可贵的是，李东垣在他的《脾胃论·脾胃胜衰论》中通过复习"五运六气"运气学说，从生理之火衰微而不生脾土和病理之阴火盛反伤脾土两方面入手，研究并概括出心之脾胃病、肺之脾胃病、肝之脾胃病、肾之脾胃病，反复强调脾胃病与四脏的关系。李东垣则通过阐发脾胃的生理功能，论述脾胃内伤的病因病机，进一步丰富和充实了以脾胃为中心，兼及他脏的脏腑相关疾病发生、防治的理论源泉。《脾胃论》夯实了脾胃学说的理论基础，为"实脾"指出可行性和具体研究内容。李东垣在脾胃学说领域做出了不可磨灭的贡献。

2. 张介宾　张介宾通过继承学习李东垣脾胃思想后，著《景岳全书》总结出调五脏以治脾胃观点：一是，脾胃有病应当治脾胃；二是，脾为土脏，灌溉四旁，所以五脏都有脾胃之气，而脾胃之中也有五脏之气，所谓"互为相使"。五脏有可分和不可分的关系，因此善治脾者，调理五脏，即可以治脾胃。同样，能治脾胃，也可以安五脏。脾胃有病影响他脏，自当治脾胃为主，他脏有病累及脾胃，则以治他脏为要；但他脏影响脾胃，而脾胃病变较重的，仍当以治脾胃为主。这也是对李东垣学术思想发展的进一步深化。

3. 汪绮石　明末医家汪绮石，在《理虚元鉴》中有"阳虚之证，虽有夺精、夺火、夺气之不一，而以中气不宁为最险……以急救中气为先，而脾气又为诸气之源"，强调了脾胃为五脏相关脏腑疾病的中心，补阳虚宜以此为重，其学术思想与李东垣、张介宾是一脉相承的。

这都是李东垣脾胃学说的进一步发展。

近代名医对脾胃病的研究拓展主要有以下几位：首先是邓铁涛教授灵活运用甘温除大热法，从脾胃着手治疗重症肌无力、慢性充血性心力衰竭、慢性阻塞性肺气肿、慢性肾功能不全一系列顽症，均取得满意疗效。

姜春华教授在调治脾胃的学术经验中指出脾胃为一身气机之枢纽，敷布精微于全身，升则上输于心肺，降则下行于肝肾。升降有度，上下有序，则"清阳出上窍，浊阴出下窍，清阳发腠理，浊阴走五脏；清阳实四肢，浊阴归六腑"。脾升则健，胃降则和，若脾胃功能失常，则升降之气机紊乱，清阳之气不能输布，水谷精微无以化纳，浊邪上泛，中气下陷，气血逆乱，清窍失养。上可见眩晕、胁胀、胸痞、泛酸、呃逆、面浮，下可见泄泻、便秘、腹满、气坠、身重、脱肛。如此清气在下、浊气在上，清处居浊，浊处陷清之候，姜老常用健脾升清，和胃降浊之法，斡旋升降，举清泄浊，大气一转，其病乃解。其常用方为补中益气汤、旋覆代赭石汤、枳实导滞丸等。

董建华教授在诊治胃脘痛中，强调升清降浊。他认为胃腑以通为用，以降为顺。降则和，不降则滞，反之为逆，其通降作用与脾之升清功能相反相成，共同完成饮食物的受纳、运化和转输。若由于脾胃虚弱、清阳不升而下陷，浊阴不降而停滞，致提摄无力，内脏下垂，脾运无权，形成中气下陷之证，虚中挟滞之候。如一味补益，则胃气更加壅滞；如单纯疏理，则胃气愈益虚陷，疏而又滞。故应脾胃同治，升降并调，关键在于掌握升清降浊的分寸。

健脾保胃是首关　以症论治五优先

下面具体谈一下临床常见脾胃病五大症治的体会。

胃痛

胃痛是指上腹部近心窝处发生疼痛。《素问》中称"胃脘当心而痛"，故称"胃脘痛"。《寿世保元》称"心胃痛"。我在临床工作中常用以下方法治疗，常可获得良效，可供参考。

1. **胃气痛** 胃气痛多由气郁伤肝，横逆犯胃，常因情绪波动而复发。症见胃脘胀满，以痛连胁，按之较舒，嗳气频繁，苔薄白，脉弦。常用疏肝理气，和胃降逆法治疗。方药：柴胡、炒白芍、延胡索、旋覆梗、青皮、陈皮、制香附、佛手各10g，煅瓦楞子20~30g，广木香（后下）、炙甘草各6g。每日一剂，水煎服。

2. **胃寒痛** 寒实型胃痛。外感寒邪或饮食不节，以致气血阻滞，胃失通降。症见胃脘暴痛，痛势较剧，得温则舒，泛吐清水，缠绵不已，苔白滑，脉弦或迟。常用调气和胃，散寒消食法治疗。方药：**紫苏梗（后下）、姜半夏、青皮、陈皮、制香附、旋覆梗、炒白芍、焦神曲、生姜各10g，广木香（后下）、桂枝、炙甘草各6g，寒重加肉桂（后下）3~6g，荜茇10g。每日一剂，水煎服。**

3. **胃虚痛** 脾胃虚弱，升降失职，常因过劳而复发。症见空腹胃脘绵绵作痛，得食或得温则缓解，或胀满不舒，纳少便溏，神疲乏力，舌质淡，苔薄，脉沉细无力或虚弦。治宜温养中气，方拟黄芪建中汤加减。方药：**炙黄芪15~30g，炒白芍10g，桂枝、炙甘草、生姜各6g，焦神曲12g，春砂仁（后下）3g**。若出血时生姜改为炮姜，加阿胶6g。水煎服，每日一剂。

上述各型胃痛，根据具体情况，可随症加减：食积加神曲、炙鸡内金、枳实等；湿重加厚朴、苍术等；湿热加黄芩、黄连等；夹瘀加丹参、红花、失笑散等。

4. **特殊型胃痛** 夜半胃痛。半夜子时，阴盛之极，阳气始生，人体阴阳消长相应之则不病。如人体内部阴阳消长不相顺接，不与自然界阴阳同步消长，则发生各种病症。我治疗一例患者徐某，男，35岁，胃痛月余，疼痛每于夜半发作，痛势较剧，必起床活动，过须臾不药也可自愈。经服西药雷尼替丁、奥美拉唑、斯达舒等及补中理气止痛之中药均不见效。患证无寒、热、虚、实可辨，其发病特点只是每于夜半子时发作胃痛。查阅《景岳全书》认为："子后则气升，病独发于子卯之间，乃少阳之气升发不利。"小柴胡汤乃和解少阳之剂，祛邪为主，兼顾正气，升发少阳，兼和胃气，故可使上焦得通，津液得下，胃气和，胃痛可止。故用小柴胡汤调控阴阳，二剂则病愈。

🌀 嘈杂

嘈杂又称心嘈，或嘈心，是指胃脘部感觉空虚，似饥、似辣、似痛、似刮的一种表现。今介绍一些简易方法，供参考。

1. **胃热阴虚证** 口渴喜饮，口臭心烦，或牙龈红肿疼痛，口腔溃疡，舌质红，苔黄或少津，脉数或细数。清胃滋阴。主方组成：**北沙参12g，麦冬10g，玉竹10g，白芍10g，乌梅10g，生山楂10g**。1日1剂，水煎服。加减：口臭、灼痛，加黄芩、黄连、栀子；牙龈红肿疼痛、口腔溃疡，加石膏、知母；恶心，欲呕，加竹茹、白豆蔻、制半夏。

2. **胃气虚证** 口淡无味，食后脘胀，少气懒言，神疲肢倦，舌质淡，苔薄，脉虚。补胃和中。主方组成：**红豆（炒）10g，干姜（炮）、附子（去皮、尖、炮）、**

肉桂、陈皮（去白）、人参、甘草（炙）各 6g，白术、茯苓（去皮）各 20g，山药（姜汁浸，炒）、川芎、乌药（去木）、干葛各 30g，黄芪（炙）50g，加生姜、大枣，1 日 1 剂，水煎服。加减：口燥咽干，加沙参、麦冬、生地黄、玉竹；食后脘胀，加神曲、山楂；脘痞腹胀，加木香、砂仁、厚朴。

3. 脾虚营亏证　面色萎黄，唇甲色淡，心悸不眠，大便秘结或先硬后稀，舌质淡，苔薄，脉弱。补脾益气、调气和营。主方组成：**白术 9g，茯神 10g，黄芪12g，龙眼肉 10g，酸枣仁 10g，党参 12g，炙甘草 5g，当归 10g，远志 10g，木香10g，加生姜 6g，大枣 3 枚**。水煎服。加减：咽干口燥，加沙参、麦冬；面白、唇甲色淡，加何首乌、熟地黄、阿胶。

4. 肝胃不和证　多因情志不舒而诱发，口苦嗳气，胁肋胀痛，不欲饮食，脉弦。疏肝理气、养胃和中。主方组成：**柴胡、川芎各 6g，枳实、香附、陈皮、白芍各 5g，甘草 3g，黄连 6g，吴茱萸 1g**。1 日 1 剂，水煎服。

5. 特殊类型　余在临床诊之无热、无痰、无虚，饮食后嘈杂是唯一辨证特征，必是食积停胃。或因饮食无常，反复不愈者，皆可用保和丸治之，一日嘈减，三日嘈已。后治此证几例，均用保和丸消食和胃，无不奏效。

吞酸

吞酸是中医学中的一个病证，也是胃痛、反胃、痞满、呕吐等病中出现的一个症状。有胃内酸水上攻口腔、咽溢等表现，见《诸病源候论·脾胃病诸候》，又称咽酸。《医林绳墨·吞酸吐酸》："吞酸者，胃口酸水攻激于上，以致咽溢之间，不及吐出而咽下，酸味刺心，有若吞酸之状也。"《寿世保元·吞酸》："饮食入胃，被湿热郁遏，食不得化，故作吞酸。"《证治汇补·吞酸章》："吞酸为中气不舒，痰涎郁滞，须先用开发疏畅之品。"治同吐酸。古代医家对于吐酸的治疗，热证者以苦辛通降、泄肝和胃；寒证者以辛甘通阳、温中和胃。现代医家多在辨证的基础上选方加入煅乌贼骨、煅瓦楞子、煅鸡蛋壳等具有碱性的药物对于制酸往往收到立竿见影的效果。有些案例仅取效于一时，停药后吐酸易发，且越发越重，比较棘手。余在临床常用以下方法治疗，每获一定的疗效。

1. 肝气犯胃　吞酸时作，胃中有烧灼感，反复发作，兼见胸胁不舒，口苦咽干，心烦易怒。舌苔薄黄，脉弦数。方药：**吴茱萸 9g，川黄连 2g，柴胡 12g，黑山栀 6g，淡鱼骨 12g，青皮 6g，郁金 15g，煅瓦楞子 30g，佛手 15g，石斛 10g**。煎水内服。1 日 1 剂。

2. 饮食积滞　吞酸时作，胃中有烧灼感，嗳腐食臭，脘闷胀厌食。舌苔黄厚而腻，脉滑。方药：**炒神曲 9g，炒楂肉 12g，茯苓 12g，法半夏 9g，莱菔子 9g，连翘 12g，麦芽 30g，陈皮 9g，布渣叶 15g，腹皮 10g，煅鸡蛋壳 10g，槟榔 15g**。1 日 1 剂，水煎服。

3. 寒湿内阻　吞酸时作，兼见胸闷上腹胀满。舌苔白滑，脉象弦滑。方药：

党参 15g，茯苓 15g，白术 12g，炙甘草 6g，木香 6g（后下），砂仁 8g（后下），煅鸡蛋壳 10g，陈皮 6g，法半夏 9g，干姜 4g，水煎服。1 日 1 剂。

✿ 腹胀

腹胀是指脘腹部发生胀满不舒的一种症状。其病因多由脾胃素虚、饮食不节、运化失健，或肝气郁结、肠胃积热、瘀血停滞等所致。治疗此症，应根据不同原因的腹胀进行辨证施治。今列一些简易疗法供参考。

1. 食滞腹胀　症见胸脘痞满、腹部饱胀、厌食呕恶、嗳腐吞酸，舌苔厚腻，脉滑。多由饮食过度，食积内停，气机不畅所致。治宜消食导滞。药用：**山楂 30g，神曲 20g，枳实、法半夏、槟榔、青陈皮、莱菔子、茯苓各 10g，砂仁 5g**。若腹胀较甚者，加枳实、厚朴各 10g。1 日 1 剂，水煎服。

2. 胃下垂腹胀　症见脘腹发胀，食后为甚，腹有下坠感，平卧则舒，伴少气懒言，肢体困倦，舌淡苔白，脉细弱。多因脾胃虚弱，阳气不足，中虚下陷所致。治宜益气补中。药用：**黄芪、党参各 15g，柴胡、升麻、甘草各 6g，枳壳、陈皮各 10g，大枣 15 枚**。若见胃脘疼痛者，加木香 6g。1 日 1 剂，水煎服。

3. 手术后腹胀　腹部手术后，常见肚腹胀满，不思饮食，口淡无味，伴嗳气恶心，大便少，舌苔白腻，脉细缓。乃术后脾胃功能未复，湿邪内阻，健运失常，清气不升，浊气不降所致。治宜燥湿运脾，行气消胀。药用：**木香、厚朴各 6g，苍术、陈皮、大腹皮各 10g，炒谷麦芽、神曲、鸡内金各 15g，砂仁、甘草各 5g**。1 日 1 剂，水煎服。

4. 产后腹胀　妇女产后，腹部胀满，胸胁痞闷，不思饮食，恶露量少，色紫暗红，紫暗，脉细涩。多因恶露下行不畅，气血瘀滞引起。治宜行气祛瘀消胀。药用：**制香附、乌药、当归、佛手、川芎、泽兰、红花、艾叶、焦山楂各 10g**。1 日 1 剂，水煎服。

5. 行经腹胀　妇女行经前后，或正值经期，出现肚腹发胀，胀连两胁，胸闷嗳气，胃脘不舒，食纳欠香，舌苔薄腻，脉弦。乃肝气郁结，横逆犯胃，脾运不健所致。治宜疏肝理气，解郁消胀。药用：**柴胡 6g，制香附、青陈皮、茯苓、白术、枳壳、厚朴花、绿萼梅、鸡内金各 10g，谷芽、麦芽各 15g**。1 日 1 剂，水煎服。

6. 便秘腹胀　症见大便干结，欲便不畅，腹部胀满，舌苔腻黄，脉弦滑。多由肠胃积热，津液不能濡润，以致便秘腹胀。治以润肠通便。药用：**厚朴、生大黄（后下）、木香、枳实、火麻仁、瓜蒌仁、郁李仁各 10g**。如大便日久不通，加芒硝 6g（冲化）；气虚便秘，去厚朴、大黄，加党参、黄芪各 15g。1 日 1 剂，水煎服。

纳呆

纳呆是中医症状名，指胃的受纳功能呆滞，也称"胃呆"，即消化不良、食欲不振的症状。如果胃口不好，常有饱滞之感的，称为"胃纳呆滞"。胃的受纳功能降低，食欲减退，又称纳呆、纳少或食少。用中医治疗效果较好，常见以下两方面：

1. **饮食停滞**　厌食，脘腹胀满、疼痛，嗳腐吞酸，或恶心呕吐，口淡或苦，小便淡黄，大便秽臭或秘结不通；舌淡红、苔厚腻，脉弦滑。治以消食导滞，调和脾胃。方药：枳实导滞丸加减：**枳实 10g，黄连 6g，黄芩 6g，炒白术 15g，茯苓 15g，神曲 10g，木香 10g，山楂 15g，莱菔子 10g，厚朴 10g，陈皮 10g，甘草 6g。**每日 1 剂，水煎分 2 次服。加减：食积化热，伴有便秘者，加酒大黄（后下）10g，火麻仁 10g；泛吐清水者，加姜半夏 10g；胃脘痛者，加醋延胡索 10g。

2. **脾胃虚弱**　不知饥饿，纳呆食少，气短乏力，体倦懒言，小便清长，大便稀溏。舌淡、苔白，脉沉细或虚大无力。治以健脾和胃。方药：健脾丸加减：**党参 15g，炒白术 20g，茯苓 10g，焦山楂 10g，麦芽 15g，枳壳 10g，陈皮 10g，砂仁（后下）6g，炙甘草 6g。**1 日 1 剂，水煎分 2 次服。加减：食欲不振者，加鸡内金 10g，生山楂、生神曲各 10g；胃脘发凉，喜热饮者，加吴茱萸 1.5g，干姜 5g；嗳气频繁者，加白蔻仁（后下）6g，紫苏子 10g，降香 5g。

最后贾老师说："今天我要说的也啰唆完了，我看大家精神饱满，不想离开，还有一点时间，我给大家再讲一个杏林小故事结束今天的话题，好吗？"大家异口同声答道："好！"

贾老：三国时期，吴国有一位医生，名叫董奉。一天大早，董奉前往一处山村出诊。出门不久便碰上一群抬着滑竿的人。众人放下滑竿，其中一人上前，指着躺在竹椅上痛苦不堪的中年汉子对董奉说："董真人，我家大哥肚子胀痛难忍，在床上翻来覆去，一夜未睡，痛得汗湿被巾，好不容易熬到天亮，我们几个正抬着他去杏林园请您诊治，不想就遇上了您，请您快给治治！"董奉走近竹椅为病人号脉，并让他张嘴伸舌查看，只见病人舌苔呈赤黄色，脉象倒还正常，只是肺脉滞。董奉看完后，用手指着来人的前方说道："往前走二里地，路旁有一家杏林酒店，你们去要一盘清炒山药，一盘薤白炒鸡蛋，一盘红烧鸭肫，再叫上二两杏仁酒，让你大哥吃完之后休息片刻，之后他就不用你们抬了。"董奉说完之后便继续赶路。其他人依照董奉的话前往杏林酒店，点菜叫酒。病人一夜折腾，本已虚脱无力，酒菜下肚，便慢慢提起了精神，不一会儿的工夫，便囫囵吞枣地将酒菜一扫而光，接着便不停地排气，之后内急，到酒店茅厕大便。之后，腹痛全消，神清气爽。众人见后觉得奇怪，尽管明白病愈与这顿酒饭有关，但还是不知个中缘由，于是便向酒店老板打听。老板说："杏林酒店是在董真人指导下开设的一间药膳堂，你们进店一点菜，我们就知道这是董真人开的药膳方。不知客官贵体有何不适?"肚子胀痛。"患者答道。"这就对了!"老板接着说:"董真人要求我们酒店从掌柜、厨师到跑堂的伙计都要懂点儿病理药性,以便为来者搭配好饮食药膳。脘腹胀痛是肺气壅滞不降所致,所以宣气润肠是关键。你们点的这几道酒菜,既是美味佳肴,又是防治胀气腹痛的良方。山药润肺补脾,益阳通便;薤白温阳下气止痢;鸭肫健胃补脾,消食祛胀。这几道菜的药性之所以这么快能发挥作用,还得归功于这杏仁酒。杏仁宣肺理气,通便降火,并借助于酒行药力。所以,一顿饭的工夫,问题就解决了。"

食客们听了之后茅塞顿开,也大为惊讶,就连杏林园的酒家也精通医道,何不将杏林酒店开到县城去呢?一年以后,县城南康镇大街小巷随处可见杏林酒旗,除了杏仁酒还有杏脯酒、杏花酒等系列药酒。

故事也讲完了,这个故事的题目是"杏仁酒治胃胀"。这个病人是肺脾气虚胃脘痛,治用美味佳肴,食到病除。

杏林的来历

　　三国时期,吴国有一位医生,名叫董奉,家住庐山。他常年为人治病,却不接受别人的报酬。得重病的人,他给治好了,就让病人种植五棵杏树;病情不重的人,他给治好了,就要病人种植一棵杏树。这样十几年以后,杏树就有十多万棵了。春天来临,董奉眺望杏林,仿佛绿色的海洋。他感到十分欣慰,就在林中修了一间草房,住在里面。待到杏子熟了的时候,他对人们说,谁要买杏子,不必告诉我,只要装一盆米倒入我的米仓,便可以装一盆杏子。董奉又把用杏子换来的米,救济贫苦的农民。后来人们在董奉隐居处修建了杏坛、真人坛、报仙坛,以纪念董奉。

　　根据这个传说,人们用"杏林"称颂医生,用"杏林春暖""杏林春满""杏林满园"或"誉满杏林"等成语来赞扬医生的高明医术和高尚医德。

◎郎中秘藏经验方——胃肠不适苦难熬　神曲麦芽有功效

1.治脾胃俱虚,食少纳呆,体瘦羸弱　炒神曲200g,炒麦芽100g,乌梅(去核焙干)、炮姜各120g。上为末,炼蜜为丸,如梧桐子大,每服15~20丸,餐前米饮下,日服二次,5~15天可效。

2.治暑时暴泻　神曲(炒)、苍术(制)、藿香各10g。水煎服,每日2次。轻者服一次即愈。

3.治腹痛暴食暴泻　神曲(炒)10g,吴茱萸3g。水煎服,1~2次即愈。

4.治休息痢,日夜不止　神曲15g,芜荑、吴茱萸各5g,生姜10g。水煎服,1日2次,1~3日即愈。

5．治产后腹痛泻痢　妙神曲 10g，熟地黄 6g，土白术 5g。水煎餐前服，每日 2 次，1~2 日即愈。

6．治产后腹胀纳呆　六神曲（微炒）60g，砂仁 10g。为细末。每日早、晚食前服 6g，或混餐调服亦可。本方亦治小儿食臌胀有效。

7．治饮食不节，食后腹胀　麦芽 12g，神曲 6g，白术、橘皮各 3g。餐前水煎服，每日 2 次。连服 3~7 日可愈。

8．治饱食便卧，食毕辄甚，得谷劳病　大麦芽 20g，川椒 1g，干姜 6g。水煎服，每日二次，3 日可愈。

9．回乳四物汤方　炒麦芽 100g，熟地黄 20g，当归 20g，白芍 20g，川芎 20g，甘草 10g。水煎分服，一剂即可。本方回乳优点是以后再孕还会有奶。

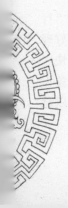

尾声 世上无难事 只要肯登攀

今天，余选择我跟师期间具有系统性和代表性的学习笔记18篇，按序列出，作为第一部分，也是我学中医历程的第一部分，以示同道是我的心愿。但我也很幸运，这样也给了我再学习的机会。通过再学习有几点感悟，畅言示道予以借鉴。

首先，贾老师的治学思想，主要有三点：第一，贾老他常告诉我们"作为医者，是救人保健康。尊古人应以'先天下之忧而忧'。按当代要将'救死扶伤，实行革命的人道主义，全心全意为人民健康服务'当作神圣职责，始终要把患者当作亲人。"第二，是"严"字当头，谨慎行医，也就是诊病要"细致"，施药要"认真"，决不能草率。第三，为医要常学不辍，始终要成为医圣张仲景所倡导的"勤求古训，博采众方"的实践者，才能成为一名合格的优秀的医务人员。

通过跟随学习，使我深深地体会到为医要合格，既要"读万卷书"，又要"行万里路"，这是成长成才的必由之路。

"读万卷书"，是知识学问的博览。书是智慧之门的钥匙，是先贤经验的结晶，是可靠的朋友，是力量的源泉，是人类进步的阶梯，越读书心越明做事越能成功。

"行万里路"，是实践经验的积累。物有甘苦，尝之者识；道有夷险，履之者知。种过地，才知道种地的艰辛；做过工，才知道做工的劳苦；吃过黄连，才知黄连味苦；患过病，才知得病的痛苦，只有实践才能得到真知。我说的"行万里路"，主要也包含着"在名师指点下再阅病人无数"才行。

"读万卷书"和"行万里路"，是人生不可或缺的两个重要组成部分。光"读万卷书"，不"行万里路"，那就只能是纸上谈兵，想当然，一到实际工作和生活中，往往处处碰壁。只"行万里路"，不"读万卷书"，那就是莽撞，也难成大事。只有把"读万卷书"和"行万里路"紧密结合起来，知识才能化为力量，书本才能变成财富。

正所谓：鸟欲高飞先振翅，人欲上进先读书。要想成功，"读万卷书"与"行万里路"都是必不可少的过程，但最好的是应有先后，应先"读万卷书"，打好理论基础较好。先读好书有一定的优越性，一是知识广，视野阔，高起点，速度快，可减少人生奋斗历程；二是读书能够改变人生的命运，能提高一个人的思想意识和道德素质，也有助于一个人形成正确的人生观、世界观和价值观；三是可以避免在成功的过程中少走弯路、走歪路，可减少不必要的损失。

其次，是贾老师的治学方法。他常以"授人以渔"的方法教导我们："稽其言有征，验之事不忒。"他常从"天人合一"的"整体观"出发，临证始终贯穿着中医学的精髓——"辨证论治"。具体包括：据理辨证、依证立法、遵法选方、按方择药。也就是说，只有辨证准确，才能立法正确，选方用药有据，而辨证准确是需要有深厚的理论做奠基。他经常指导我们熟读经典，勤做临床，学贯古今，尊古不泥。要求我们掌握用中医基本理论指导临床实际的方法，防止"削足适履""用死方治活人"。犹如，万丈高楼平地起，筑基必坚才能固。所以，我们要认真学习中医理论精华，体悟真谛，才能厚积薄发指导实践，临床才能得心应手解除病痛。

通过名师点拨，总而言之可归一句话，"治病重在明理，临证还需大医示法"。

再次，我的笔记让有些同道参阅，他们亦认为贾老师是良师，并对该笔记提出三点看法：一是能提纲挈领把繁杂的中医学说理论思路理顺，能深入浅出、循序渐进地言明医理，用实例引导法扩大了知识面。二是能结合卫生部教学大纲要求作为体例结构为序讲述。因此，该笔记不仅适合中医爱好者看，也适合在校实习生看。三是其内容是非常全面而实用的临证大法，用他们的话说："一册在手，临证无忧！"有人云："常以此为准绳。"还有人说："学医难，学中医更难，读了该笔记，只要找对路子，学中医也不难。"

我觉得"世上无难事，只要肯登攀"。只要有一颗仁爱之心，去努力就一定能成功！

最后，感谢王灵芳编辑在编写过程中给予我的极大支持和帮助！但由于笔者学识疏浅，经验有限，虽然祈望为中医传承做一点奉献，但毫无疑问是不够的，并且存在着许多缺点和错误，还待解决。因此，笔者诚心地接受广大同道多提宝贵建议和意见，以更好地继承和发扬祖国医学遗产，共同为人类的健康事业做出的新贡献！

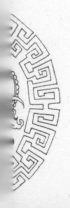